A CULTURA DA DIETA É TÓXICA

Desmistificando crenças sobre alimentação
e peso com base em evidências científicas

Ana Carolina Orsini

CAPA
Ana Carolina Orsini
@nutricaorsini

IMAGEM DA CAPA
Mariana Luiza Rocha
@malucakeconfeitaria

Primeira Edição

PARA MARIA LUCIA E CELSO

CONTENTS

AVISO

Este livro é de caráter educativo e tem como objetivo auxiliar pessoas a enxergar meios para melhorar a sua relação com a alimentação e com o corpo. Entretanto, livros sobre alimentação e nutrição de forma alguma devem substituir orientações e acompanhamento por profissionais da saúde qualificados. Caso você suspeite de alguma doença relacionada à alimentação, procure um profissional especialista. Recomendo profissionais alinhados com abordagens não prescritivas e que não possuem estigma do peso.

Segundo o Código de Ética e Conduta do Nutricionista:

> *Art. 55 É dever do nutricionista, ao compartilhar informações sobre alimentação e nutrição nos diversos meios de comunicação e informação, ter como objetivo principal a promoção da saúde e a educação alimentar e nutricional, de forma crítica e contextualizada e com respaldo técnico-científico.*

PREFÁCIO

A sociedade impõe uma série de padrões às pessoas, geralmente criados a partir de interesses de grupos privilegiados que se beneficiam destes de várias formas. Nosso sistema se sustenta a partir da crença de que para ser aceito, é necessário se adequar o máximo possível ao que é forçado como bonito e correto, sendo que estes conceitos são, na realidade, uma questão subjetiva e pessoal. Para justificar a pressão colocada sobre a natureza de cada um, o mundo apresenta argumentos infundados, como o de que magreza é sinônimo de saúde e de beleza e vice versa, quando, no fundo, o que existe é um enorme julgamento sobre pessoas gordas sem nenhuma real preocupação com sua saúde. Até porque, se a preocupação realmente fosse esta, a abordagem não seria tão injusta e ofensiva ao ponto de destruir a saúde mental das pessoas e de submetê-las a transtornos alimentares, além de quadros de ansiedade e depressão.

A tentativa de controle sobre os corpos das pessoas nada mais é do que uma forma de assegurar a manutenção de privilégios, de um padrão de beleza pautado em preconceitos para obter lucros e na ideia equivocada de que pessoas gordas precisam fazer de tudo para alcançar algo que lhes foi imposto para que mereçam respeito. Este livro busca contribuir com a desconstrução de pensamentos enraizados em nossa sociedade sobre a cultura da dieta, que nos adoece muito mais do que qualquer quilograma que ganhamos. Não é fácil nadar contra a corrente e, em especial, reconhecer que erramos muito até aqui. Ao contrário do que defendem os seguidores da cultura da dieta, mudar a visão que temos de nossos corpos não é negar que em todos os casos o ganho de peso pode não ser saudável, muito menos incentivar que as pessoas abandonem uma alimentação balanceada. Este movimento é, na verdade, um acolhimento à individualidade de cada ser humano e uma tentativa de colocar fim à imposição de argumentos sem comprovação científica e que não analisam caso a caso, focando sempre apenas no ganho de peso como inimigo. Não existe inimigo maior do que deixar de se amar.

Trabalhar com saúde envolve muito mais do que simplesmente conhecer o corpo humano. As pessoas são mundos diferentes e merecem ser felizes e respeitadas pelo que são. Neste livro, a autora traz uma série de informações cientificamente comprovadas sobre o quão destrutiva é a cultura da dieta e nos ajuda a perceber o quão prejudicial é a cobrança excessiva sobre nossos corpos. É urgente que passemos a nos amar como somos e deixemos de alimentar aqueles que apenas querem se beneficiar de nossas inseguranças e por isso livros como este são tão importantes.

Vitória Daier

INTRODUÇÃO

"Nunca estivemos tão nutricionalmente informados e, ao mesmo tempo, nutricionalmente doentes"

- MARLE ALVARENGA

A ciência da nutrição nos ajuda a entender sobre a composição dos alimentos, e como cada nutriente presente nos alimentos se comporta no corpo humano. Entender as consequências da ingestão de nutrientes para a saúde humana nos permite prevenir e tratar doenças relacionadas à alimentação, sendo um fator crucial para o bem-estar e a longevidade humana.

Com o avanço de descobertas científicas no ramo da nutrição, novas políticas de saúde pública puderam ser criadas para diminuir a incidência de doenças causadas por carências nutricionais na população. Um exemplo disso é a adição do iodo no sal de cozinha comercializado no Brasil, com o objetivo de prevenir o bócio (uma doença que leva ao aumento da glândula tireóide, e é causada pela falta de ingestão de iodo).

Assim como a ingestão insuficiente de determinados nutrientes pode causar doenças, a ingestão de nutrientes em excesso também pode ser prejudicial à saúde. Neste sentido, uma educação nutricional básica para a população em geral se faz necessária para que se entenda melhor sobre a composição dos alimentos e se saiba escolher a melhor combinação de alimentos para compor a sua dieta, de maneira condizente com a sua cultura, rotina, classe social e preferências individuais. No Brasil, temos disponível o Guia Alimentar Para a População Brasileira, que é motivo de orgulho por ser um guia inovador, atual, reconhecido e exaltado internacionalmente, que cumpre de maneira excepcional sua função de orientar a população sobre uma alimentação saudável de maneira acessível e respeitando as diferenças culturais do nosso país.

Entretanto, em determinado momento, todo esse conhecimento sobre alimentos e nutrientes e suas consequências para a saúde humana foi descontextualizado e, descontroladamente (e até imprudentemente), propagado pelos mais diversos tipos de mídia - televisão, revistas, jornais, blogs e, mais recentemente, influenciadores digitais - gerando muita confusão e fazendo com que diversas crenças sem fundamento científico fossem internalizadas e enraizadas pela população.

Esse tipo de crença está relacionado à hipervalorização de alguns alimentos e nutrientes, e à demonização de outros, gerando pânico e ansiedade no momento das escolhas alimentares, que refletem na maneira como comemos. Todas essas crenças fazem com que nos desconectemos dos nossos sinais internos do corpo, como fome, saciedade, preferências e vontades, fazendo com que nossas escolhas sejam ditadas exclusivamente por regras externas impostas pela mídia ou dietas restritivas, roubando a nossa autonomia alimentar, podendo levar a consequências como exageros alimentares, ou até ao desenvolvimento de transtornos alimentares.

Entender sobre a composição de alimentos e a consequência da ingestão dos mesmos para a nossa saúde é sem dúvidas importante, mas não podemos esquecer que nós mesmos somos os especialistas em nosso próprio corpo, e ninguém melhor do que nós mesmos para entender quando, o que e em quais quantidades queremos comer determinado alimento.

A mídia não propaga apenas crenças sobre alimentação e nutrição, mas também é um forte veículo que dita padrões estéticos rígidos e inalcançáveis. A junção destes dois fatores é muito perigosa, pois além de nos cobrarmos para termos uma alimentação saudável, com o objetivo de prevenir possíveis doenças, agora também precisamos nos preocupar em nos alimentarmos para ter um corpo "padrão", que muda de tempos em tempos, porém está sempre associado à magreza e à baixa porcentagem de gordura corporal.

Ironicamente, os mais recentes estudos mostram que as culturas da dieta e do bem-estar são um dos principais culpados pelo aumento da "epidemia de obesidade". Isto porque promovem o estigma do peso (associam saúde a apenas uma forma corporal: o corpo magro), propagam mitos sobre alimentação e a mentalidade da dieta, que impactam no comportamento alimentar. As indústrias da dieta, da beleza e farmacêuticas se beneficiam do estigma do peso e lucram com a insegurança das pessoas para se encaixarem dentro de um padrão inalcançável.

Cada vez mais, surgem evidências científicas que mostram que a gordofobia e o preconceito com pessoas em condição de obesidade piora a saúde física e mental destes indivíduos, já que vivem sob condições de estresse, podendo resultar em um comer transtornado que, associado à insatisfação corporal, pode levar ao ganho de peso. A cultura da dieta não só desempenha um papel importante para a manutenção da "epidemia da obesidade", mas também contribui para a epidemia de transtornos alimentares, que são doenças psiquiátricas complexas que requerem tratamento multidisciplinar de qualidade.

Apesar da crescente discussão mundial sobre estes temas e da abundância de evidências científicas que sustentam abordagens mais gentis e inclusivas, ainda existem pessoas que não estão preparadas para entender mensagens anti-dieta e sobre saúde em todos os tamanhos de corpos, sem focar no peso corporal ou índice de massa corporal (IMC). De fato é difícil remar contra a maré em meio a cultura da dieta, mas é um esforço necessário.

Este *mix* de crenças sobre alimentação e padrões estéticos inalcançáveis acaba com a nossa saúde mental e é o que chamamos de cultura da dieta, ou do bem-estar. Deste raciocínio o nome deste livro foi criado como "A Cultura da Dieta é Tóxica", e ao longo dos próximos capítulos foram utilizadas evidências científicas de qualidade para desmistificar as principais crenças sobre alimentação e peso corporal propagadas por aí.

PARTE I: CONCEITOS

CAPÍTULO 1: O QUE É A CULTURA DA DIETA?

"A cultura da dieta é uma antítese da diversidade"

\- ROSIE SAUNT E HELLEN WEST

A cultura da dieta é um sistema de crenças e valores que reforça a ideia de que nossos corpos - e nós mesmos como um todo - não são bons ou bonitos o suficiente e precisam ser modificados e padronizados.[2]

Estamos inseridos em uma cultura da dieta abusiva e impositiva, que associa o sucesso à forma corporal de um indivíduo. Existe um valor moral atribuído não só às formas corporais, mas também à forma como nos alimentamos. Se comermos uma pêra no lanche da tarde: ¨Uau! Somos uma ótima pessoa!¨. Se optarmos por uma coxinha no lanche da tarde, já não nos sentimos tão bem assim. Não porque não estamos satisfeitos com a nossa escolha, mas porque somos julgados por outros, e até por uma voz interna nossa - a mentalidade da dieta - que nos pune a cada "má escolha" que fazemos.

A cultura da dieta preza a magreza acima de tudo e

lança tendências a partir de mitos propagados sobre a alimentação, sustentando os lucros da indústria da dieta. De tempos em tempos surgem novas dietas, novos produtos e serviços milagrosos e emagrecedores. Somos bombardeados por influenciadores digitais - que já possuem um corpo dentro dos padrões - fazendo propagandas de clínicas emagrecedoras, chás desintoxicantes, géis redutores e shakes milagrosos. O *feed* (conteúdo das publicações em redes sociais) desses influenciadores, lotado de fotos em lugares paradisíacos em roupas de banho, não só nos faz acreditar que a nossa vida comum é sem graça, mas também martela constantemente em nossa cabeça que sempre temos algo a melhorar em nosso corpo, no que diz respeito a aparência. A cultura da dieta nos ensina a odiar os nossos corpos, e ainda ganha muito dinheiro com isso.

As fortes imposições da cultura da dieta também podem ser percebidas através da falta de diversidade de tipos de corpos em propagandas e nos programas de televisão. Também há o fato de que pessoas saudáveis, mas que restringem ao máximo sua alimentação - como se portassem algum problema sério de saúde - são vistas como um exemplo a ser seguido como modelo de vida saudável.

Parte das imposições da cultura da dieta podem ser percebidas ao exigirem que mães, que acabaram de gerar e parir um novo ser humano, retomem o corpo anterior à gravidez no menor tempo possível, ainda em fase de lactação e amamentação, fase na qual precisam estar bem alimentadas para conseguir produzir leite.

Outro bom exemplo da toxicidade da cultura da dieta é o fato de, em meio à pandemia do coronavírus, algumas pessoas têm mais medo em engordar do que de se expor ao vírus e de colocar em risco a vida de outras pessoas. É necessário enxergar o quanto tudo isso é problemático e o quanto perseguir um corpo magro evidentemente não é uma questão de saúde, e sim de estética.

A cultura da dieta declara guerra à "epidemia de obesidade", gerando muito preconceito e supondo que um indivíduo não possui hábitos saudáveis apenas com base na sua forma corporal. Dessa forma, ela atribui a culpa totalmente ao próprio indivíduo, e não ao sistema como um todo e à própria cultura opressiva na qual vivemos. A cultura da dieta alimenta estereótipos negativos de corpos considerados "fora do padrão" - sendo que este padrão em questão é inventado pela própria cultura da dieta e sofre alterações de tempos em tempos para que ninguém consiga atingi-lo, e para que ninguém nunca se sinta satisfeito com o seu próprio corpo - retratando-os como preguiçosos, sem força de vontade, feios, fora de forma, gulosos, o que aumenta ainda mais a perpetuação do estigma do peso. [1;4;5]

Dentro da cultura da dieta ainda existe uma crença de que os nossos corpos são públicos, e que os mesmos devem ser julgados e expostos, fazendo com que esqueçamos que nossos corpos, na verdade, são veículos que nos permitem vivenciar as melhores experiências e lutar por causas mais importantes. A escritora feminista Naomi Wolf defende que uma cultura focada na magreza feminina não revela uma obsessão com a beleza feminina, mas com a obediência feminina.[6] Ainda afirma que "fazer dietas é o sedativo político mais potente na história das mulheres; uma população passivamente insana pode ser controlada". Dessa forma, a cultura da dieta é uma forma de opressão, principalmente para as mulheres.

A partir disso, evidências científicas mostram números chocantes de insatisfação corporal. Entretanto, por algum motivo, as pessoas não parecem se chocar com isso, e seguem reproduzindo os ensinamentos da cultura da dieta, traumatizando umas às outras e aumentando os danos à nossa saúde mental e física. Um estudo do Reino Unido[3] mostrou que meninas de, em média, 5 anos de idade demonstram preocupação com a sua aparência, sendo que uma entre cinco meninas estudantes da escola primária reportaram já terem passado por uma dieta.

Com todas as promessas de emagrecimento ofertadas pela cultura da dieta, temos a impressão de que a única coisa que nos impede de ter o corpo dos sonhos somos nós mesmos, por não termos motivação e força de vontade o suficiente. Mas isso não é verdade. Somos ensinados a mascarar a fome com chicletes, água, café ou outros alimentos de baixa caloria. Entretanto, não é normal passarmos fome. A fome é um mecanismo fisiológico que precisa ser atendido, assim como ir ao banheiro. Quando passamos fome, o nosso corpo desencadeia uma série de mecanismos que pode levar a um efeito rebote: o exagero alimentar, fazendo com que nos sintamos fracassados por não conseguir manter uma restrição alimentar por tanto tempo. Dietas são feitas para não funcionar e, ainda, toda culpa é atribuída ao próprio indivíduo.

Nós comemos por diversas razões, não apenas físicas, mas também psicológicas, sociais e culturais. Não comemos apenas para nos nutrir e garantir a nossa sobrevivência, mas comemos para celebrar momentos, datas culturais, para unir pessoas, ou até porque nos lembra alguém, um lugar ou uma situação.

Eu, por exemplo, de vez em quando, adoro comer no café da manhã: pão com mel, queijo e aveia - uma mistureba criada pelo meu avô. Existia toda uma experiência e um ritual envolvido neste café da manhã: cada ingrediente tinha o seu potinho e íamos montando aos poucos. Primeiro cortávamos um pedaço de pão, depois passávamos o mel, colocávamos o pedaço de queijo e, por cima, a aveia, repetindo todo esse ritual a cada mordida. Meu avô nos levava para comprar o mel junto com ele, numa portinha nos fundos da Faculdade de Biologia da USP. Essa mistureba foi meu café da manhã em todas as férias da minha infância e adolescência e o gosto dessa mistureba me remete às melhores memórias possíveis. O que a cultura da dieta, com toda essa "carbofobia", diria deste café da manhã? "Que absurdo! Ela está comendo basicamente só carboidratos no café da manhã. Cadê a torrada de abacate?".

Nada contra torrada com abacate, inclusive amo! É uma delícia! Apenas quero mostrar que a cultura da dieta rouba os nossos melhores momentos e memórias porque sempre está demonizando e hierarquizando alimentos, causando culpa e tirando a nossa paz.

A cultura da dieta desconecta pessoas da sua própria cultura, tradições e identidade, pelo pavor em engordar e por todas as crenças e dicotomias associadas aos alimentos. É impossível encontrar a paz e a liberdade se estamos continuamente sendo re-traumatizados por esse sistema opressor.[2]

Os seres humanos são exaltados pela sua aparência e pela sua capacidade em manter um corpo "padrão" ou até mesmo emagrecer, como se essa fosse a coisa mais importante e especial que podemos fazer, fazendo com que nos esqueçamos que naturalmente existe diversidade de corpos.

A cultura da dieta é uma forma de opressão, assim como o patriarcado, a supremacia branca, a homofobia, a transfobia[2]. O pior é que, para quem já sofre algum tipo de opressão, a cultura da dieta oprime ainda mais, com toda a sua ditadura da magreza e impondo padrões a serem alcançados, amplificando os traumas. Christy Harrison, uma nutricionista americana, fez a seguinte declaração sobre a cultura da dieta, que concordo plenamente: "Acredito que somos capazes de mudar o mundo para melhor e que a cultura da dieta é uma das coisas que atrapalham a liberdade coletiva. Porque é difícil acabar com o patriarcado, a supremacia branca, a homofobia, a transfobia e outros sistemas opressores com um estômago vazio, ou com a cabeça cheia de preocupação com o corpo e com a comida".[2]

Entender que a cultura da dieta é precursora de tantos problemas que impactam a saúde física e mental, como a epidemia de transtornos alimentares, de comer transtornado, de ansiedade, depressão, e inclusive da "epidemia de obesidade" é o primeiro passo para a mudança em busca de hábitos realmente saudáveis a nível individual e populacional.

A Dicotomia de Alimentos

A dicotomização dos alimentos, ou seja, separá-los em "permitidos" ou "proibidos", "bons" ou "ruins" , "saudáveis" e "não-saudáveis" dificulta a relação das pessoas com a comida, causando muita desinformação, estresse, ansiedade e medo na hora de comer.

A verdade é que não existem alimentos "saudáveis" ou "não-saudáveis". É tudo uma questão de contexto, frequência e quantidades. Cada alimento tem o seu momento e, se você não tem alguma condição de saúde que te obrigue a restringir certos alimentos, como por exemplo doença celíaca, diabetes, alergias e intolerâncias, não existe motivo algum para que qualquer alimento, ou grupo de alimentos, seja cortado do seu dia-a-dia.

Desde que a produção de alimentos esteja de acordo com boas práticas sanitárias, que a comida esteja dentro da validade, que a gente não ingira alimentos estragados, nenhum alimento pode ser considerado "lixo" ou "tranqueira". Independentemente da sua composição nutricional e do seu grau de processamento, alimento é alimento, e, às vezes "tranqueiras" são tudo o que uma família consegue comprar para se alimentar por causa das suas condições financeiras e/ou por causa da sua rotina, que impede que tenham tempo para se programar e cozinhar outros tipos de alimentos. Ou ainda compram porque, acreditando no *marketing* destes alimentos, acham que estão fazendo a melhor escolha para a sua família. Uma educação nutricional básica é necessária para garantir que a base da alimentação seja feita de alimentos ricos em nutrientes, porém sem que isso vire uma obsessão e cause sofrimento. Não existe motivo para que tenha culpa, vergonha ou sinta que esteja cometendo um "pecado".

O que é mais saudável, um brigadeiro ou uma banana? A resposta é: depende! São alimentos com composições diferentes e cada um tem um contexto diferente. Embora seja algo normalizado pela nossa sociedade, não é normal (e nem saudável) levarmos uma marmita para uma festa de aniversário, para garantirmos que a nossa refeição seja *fit*. Também não é normal e nem saudável mascarar a nossa vontade de comer brigadeiro com tâmaras, pois em algum momento no futuro, a nossa vontade genuína de comer um brigadeirinho pode se transformar em um exagero ou até em uma compulsão alimentar. Um alimento pode ter mais fibras e vitaminas, mas não faz parte do contexto "festa de aniversário". Ficarmos obcecados pela pureza da nossa alimentação causa danos à nossa saúde mental, pois nos rouba momentos preciosos de descontração e socialização, gerando muita ansiedade. Ser saudável é diferente de ser nutritivo. A definição de saúde, de acordo com a Organização Mundial da Saúde (OMS), é um estado de completo bem-estar físico, mental e social, e não apenas a ausência de doença ou enfermidade.

Se preferimos o gosto do arroz branco ao arroz integral, não somos obrigados a escolher o arroz integral apenas porque ele fornece mais fibras e vitaminas, sem que fiquemos satisfeitos e felizes com a nossa escolha. Isso também pode ser um gatilho para comermos mais ao longo do dia. O arroz por si só é um alimento maravilhoso, muito rico nutricionalmente em todas as suas formas (seja integral ou não) e que juntamente com o feijão, faz parte da cultura brasileira, além de essa combinação conter todos os aminoácidos essenciais que precisamos para um bom funcionamento do nosso organismo. Vejo muitos influenciadores *fitness* demonizando o nosso arroz com feijão, patrimônio cultural brasileiro, sem nenhum fundamento científico, o que mostra o nível de terrorismo nutricional que estamos vivendo.

Essa é a questão da demonização dos nutrientes e do terrorismo nutricional: olhamos para a composição dos alimentos isoladamente, e não como parte de um contexto. Isoladamente, um alimento pode sim ter superioridade nutricional quando comparado a outro: alguns têm mais fibras e mais vitaminas, possuem diferentes velocidades de digestão, alguns dão mais energia, outros menos. Mas esquecemos que não comemos apenas nutrientes, comemos preparações, comemos comida! E a combinação de ingredientes que compõem uma receita, ou de alimentos que compõem o prato de uma refeição, já muda toda essa história.

Um exemplo disso é o fato de os carboidratos simples, como o pão de farinha branca, serem mais facilmente digeridos pelo nosso organismo e possuírem uma absorção mais rápida do que os carboidratos complexos - como os pães de farinha integral -, fazendo com que o açúcar chegue mais rapidamente em nosso sangue para nos dar energia. Entretanto, estamos olhando apenas para o pão isoladamente, esquecendo que esse pão pode estar compondo um sanduíche juntamente com outros ingredientes, o que já muda totalmente o tempo de digestão e absorção da refeição como um todo.

O que acontece também como reflexo da dicotomização e demonização dos alimentos é o surgimento de receitas *fit*. As receitas *fit* são receitas criadas com o intuito de imitar as receitas tradicionais, sem que o comedor fique com consciência pesada após a refeição. Seria o "comer limpo" no jargão da cultura da dieta. Exemplos de receitas *fit* são: espaguete de abobrinha, brigadeiro de chuchu, pizza com massa de couve-flor.

Caso a vontade de comer um espaguete feito de abobrinhas seja uma vontade genuína, não existe problema em atender essa vontade, algumas dessas receitas são de fato gostosas! O problema é que, ao mascararmos o nosso desejo real de comer um espaguete de verdade (macarrão), ou uma pizza de verdade com as versões *fit*, pode ser que não fiquemos satisfeitos e essa insatisfação se torne um exagero ou um comer emocional.[1;3;4]

Chegamos em um ponto em que até alimentos do grupo dos "permitidos" estão sendo demonizados. Frutas passaram a ser vilãs, devido à grande desinformação e medo de açúcar, mesmo que a frutose seja um açúcar natural da fruta, sendo um nutriente com quem o nosso corpo sabe lidar, ao contrário dos adoçantes artificiais, que mesmo possuindo origem 100% natural, são manipulados em laboratórios, e vêm ganhando palco sendo rotulados como "saudáveis", mesmo com grande concentração de química em sua composição.

Devemos encarar os alimentos com neutralidade, sem julgamento e não atribuir a eles uma carga moral. Julgar alimentos e dicotomizá-los gera sentimentos negativos, como culpa, raiva e sensação de fracasso, e esses pensamentos impactam negativamente a nossa relação com os alimentos, o nosso comportamento alimentar e a nossa imagem corporal, podendo trazer danos à nossa saúde física e mental.

Mentalidade da dieta

Julgar alimentos é reflexo da mentalidade de dieta[1], que nada mais é do que um conjunto de crenças sobre alimentação, nutrição e forma corporal dominantes na nossa cultura. A mentalidade da dieta está tão presente no nosso dia-a-dia que nem questionamos esses pensamentos, e os encaramos como verdade absoluta.

A mentalidade da dieta está tão enraizada na nossa cultura, que não conseguimos identificar e distinguir esses pensamentos. Alguns pensamentos comuns da mentalidade da dieta são[1]:

- Se eu comer sobremesa, preciso compensar fazendo exercícios físicos;
- Se eu perceber que comi demais em uma refeição, compensarei comendo menos nas próximas refeições;
- Penso que estraguei tudo quando como uma comida considerada proibida;
- Comer menos caso não consiga se exercitar o suficiente no dia;
- Falar sobre calorias de alimentos;
- Acreditar que é necessário ter um corpo magro para ser considerado saudável;
- Pensar que cortar grupos de alimentos (como carboidratos) é uma prática saudável;
- Utilizar expressões como "tá pago", "jaquei", "sem desculpas", "dia do lixo".

A cultura da dieta também abrange a cultura do bem-estar, que foca mais em saúde do que em estética. A cultura do bem-estar está aliada à uma ideia de salutarismo (*healthism* em inglês). Salutarismo foi o termo utilizado por Robert Crawford em 1980 para identificar a crescente moralização da saúde entre a população americana de classe média-alta. O salutarismo é um tipo de moralização elitista sobre o que a sociedade acredita serem comportamentos "não saudáveis", reforçando a ilusão de que saúde é responsabilidade exclusiva do indivíduo, e não uma questão a ser abordada em nível social e político [2]. A melhor definição para salutarismo seria: "crença de que saúde é uma obrigação moral, e que pessoas consideradas saudáveis merecem mais respeito do que pessoas consideradas menos saudáveis".[3]

Nesse contexto, a cultura da dieta e do bem-estar se fundamenta no salutarismo ao colocar um conceito distorcido de saúde como valor primordial: exaltando blogueiras fitness (que, em geral, possuem comportamentos alimentares disfuncionais) como exemplo de saúde e bem-estar, e alimentando cada vez mais o estigma do peso. Naturalmente existe uma diversidade de corpos. Independente do quão *fitness* e motivada uma pessoa é, cada corpo tem a sua forma e não existe um tipo "certo" ou "mais saudável" de corpo.

Desde os anos 1940 - com o experimento liderado por Ansel Keys em Minnesota[4] - a cada ano, surgem sólidas evidências científicas que provam que dietas restritivas não são sustentáveis a longo prazo, trazem mais prejuízos do que benefícios e inclusive podem até levar ao ganho de peso (efeito contrário do que se espera quando iniciamos uma dieta).

Os estudos mostram que os prejuízos não estão apenas associados a restrições de quantidades (diminuir porções das refeições) e qualidade alimentar (cortar carboidratos, glúten, açúcar), mas também à restrição cognitiva[5], que nada mais é do que a mentalidade da dieta nos auto-julgando quando comemos algum alimento considerado "proibido" - "Você está comendo bolo? Não deveria, tem muito açúcar".

Mas por que ainda são minoria os profissionais da saúde que falam sobre isso e defendem a ideia de que dietas restritivas (visando unicamente o emagrecimento) não funcionam? Por que, a maioria dos profissionais da saúde que identificam a cilada que é fazer dietas restritivas, ainda promovem os seus métodos focando em emagrecimento ao invés de focar em saúde? E por que atribuem o sucesso do seu tratamento ao emagrecimento, e não a uma melhora na disposição, perfil metabólico e autoimagem? Não os culpo. Fomos erroneamente ensinados pela cultura da dieta que o corpo magro é o único tipo de corpo saudável, as notícias fazem terrorismo sobre o sobrepeso e a obesidade e a sociedade espera que nós nutricionistas sejamos profissionais "emagrecedores". Cabe a nós, profissionais da saúde, estarmos atualizados com as mais novas descobertas na área da saúde sobre estigma do peso e sobre os prejuízos das dietas restritivas para a saúde física e mental para, assim, buscarmos as melhores abordagens para a promoção da saúde, já que esse é o foco primordial de nossas profissões, e não a estética, como dita a cultura da dieta.

Atualmente, temos a "epidemia da obesidade" como o mal do século, e um grande alarde é feito sobre as consequências negativas para a saúde física, associadas a essa condição. O que pouco se fala é que uma pessoa classificada com obesidade pelo IMC (Índice de Massa Corporal) não necessariamente é uma pessoa sedentária, com maus hábitos alimentares e pouco saudável. Mais do que isso, pouco se fala que o preconceito com pessoas "acima do peso" - entre aspas porque não existe um "peso ideal", e sim um peso saudável condizente com o histórico de vida do paciente - prejudica ainda mais a saúde física e mental desses indivíduos, e que o estresse causado pela gordofobia resulta em processos obesogênicos: aumenta o risco de comer transtornado, diabetes, depressão, insatisfação corporal, diminui a motivação para atividade física e pode resultar no ganho de peso[7]. Abordagens mais gentis, visando autoconhecimento e auto compaixão são a chave para incorporar hábitos alimentares mais saudáveis e duradouros. Constranger pessoas consideradas "acima do peso" não é motivar e frequentemente só piora o quadro clínico destes pacientes. [9-15]

Discursos de profissionais da saúde que defendem o emagrecimento são pautados no estigma do peso e reforçam a ideia de que apenas os corpos magros são saudáveis e que apenas pessoas magras são bem-sucedidas, e que pessoas em condição de sobrepeso e obesidade são preguiçosas, sem força de vontade, sedentárias e que fazem más escolhas alimentares, o que, na maioria das vezes não é verdade. Discursos como esses reforçam a ideia que pessoas em condição de obesidade são fracassadas e reforçam o medo em engordar - tão presente na cultura da dieta - e que é um grande fator mantenedor para transtornos alimentares.

Elogiar um emagrecimento pode, na verdade, reforçar a manutenção de comportamentos de um comer transtornado e de uma má-relação com a comida. Emagrecimentos não-intencionais podem ser resultados de diversas doenças, como intoxicação alimentar, depressão, transtornos alimentares, câncer, ou até situações difíceis como o luto ou um período difícil na vida de alguém.

Não é raro, na cultura da dieta, escutarmos comentários como "poxa, que pena que isso aconteceu, sinto muito! Mas pelo menos você emagreceu, né?" ou "Coitado, ele engordou né?". Essa frase mostra como a sociedade está doente e como colocamos a magreza e os padrões de beleza à frente de uma vida verdadeiramente saudável e até da nossa felicidade.

Muito se fala sobre as doenças crônicas não-transmissíveis associadas às condições de obesidade, como pressão alta, diabetes e doenças cardiovasculares. Muito se fala também do ambiente obesogênico onde vivemos (com grande oferta e fácil acesso a alimentos ultraprocessados, por exemplo), sendo apontado um dos principais causadores da obesidade.[10]

Atribuímos uma ideia de que apenas o indivíduo é o responsável pelo seu ganho de peso[10], e que tudo depende de motivação, força de vontade e a construção de hábitos saudáveis. O que pouco se fala é que a obesidade é uma doença multifatorial, e não é determinada apenas pela alimentação e a quantidade de atividade física de uma pessoa. Pessoas classificadas com obesidade podem sim ter um perfil metabólico saudável. Diversos fatores biológicos, sociais, psicológicos e ambientais interferem na forma corporal de uma pessoa, como por exemplo[13]:

- genética;
- classe social;
- qualidade do sono;
- disfunção hormonal;
- uso de medicamentos;
- saúde mental.

Sofrer preconceito por causa do peso causa estresse e aumenta as chances de ganho de peso[14], sendo este o efeito contrário do que se espera ao constranger pessoas em corpos maiores.

A maior parte das pessoas que fazem dietas restritivas recuperam todo o peso perdido[7]. Mesmo assim, de tempos em tempos surgem novas dietas: *low carb*, *paleo*, sem glúten, *keto*, dieta da sopa, dieta da lua, *detox*. Por quê continuamos nesse eterno *loop*, acreditando que a próxima dieta vai funcionar?

Primeiro porque, seguindo as premissas do salutarismo, a cultura da dieta culpa exclusivamente o indivíduo pelo fato de ele não conseguir aderir a uma dieta restritiva por muito tempo e traz uma ideia de que o corpo humano é facilmente moldável (tipo uma massinha de modelar mesmo), desconsiderando a diversidade corporal.

Segundo porque as indústrias da beleza e da dieta movimentam bilhões de dólares[15]. Gastamos rios de dinheiros a cada lançamento de produtos milagrosos que prometem emagrecimento: novas dietas e programas de emagrecimento, chás milagrosos desintoxicantes, shakes emagrecedores, géis redutores, doces fit sem açúcar, *superfoods*, cintas modeladoras, e por aí vai...

Essas indústrias lucram bilhões com as nossas inseguranças. Economicamente, qual seria a vantagem em promovermos mais amor-próprio então?

Inseridos na cultura da dieta, obcecados pela nossa aparência, deixamos de prestar atenção e gastar energia com assuntos mais importantes, porque nossa mente está sempre ocupada pensando em comida e em o que estão falando dos nossos corpos. Como diz a nutricionista Christy Harrisson: a cultura da dieta rouba o nosso tempo, o nosso dinheiro, o nosso bem-estar e a nossa felicidade[3].

A principal maneira de recuperar toda a vida perdida enquanto ficávamos obcecados por corpo e dieta é resgatar a autonomia das nossas escolhas alimentares, sem nos guiarmos por regras externas, eliminando crenças sem fundamento sobre comida e perdendo o medo para voltar a confiar nos nossos sinais internos de fome, saciedade e vontades.

Nutricionismo

Com o avanço da ciência da nutrição, e a propagação desenfreada destes ensinamentos pela mídia, a mentalidade da dieta foi se formando, fazendo com que muitas crenças sobre alimentos fossem internalizadas, dando origem a o que chamamos de "nutricionismo". O nutricionismo assemelha-se ao salutarismo, no que diz respeito à moralidade, entretanto têm as escolhas alimentares de um indivíduo como base.

Restrições alimentares, regras na alimentação, a dicotomia de alimentos, a cobrança sobre "disciplina alimentar" são exemplos de nutricionismo. O conceito de nutricionismo foi criado pelo australiano Gyorgy Scrinis[1] e posteriormente popularizado pelo jornalista Michael Pollan. ([2],[3])

Este termo refere-se a uma visão reducionista da nutrição, que resume alimentos apenas aos nutrientes que os compõem, sem considerar os diferentes significados que uma comida pode carregar, e sem considerar que pessoas comem por diversos outros motivos, além das necessidades biológicas.

Do nutricionismo, nasceram termos como "super alimentos" (*superfoods*), que nada mais é do que uma estratégia de *marketing* para exaltar alimentos ricos nos nutrientes glorificados pela cultura da dieta, como por exemplo o abacate, rico em gorduras "boas", folhas verdes escuras, como a couve (ou *kale*), que são ricas em diversas vitaminas e minerais.

No contexto da cultura da dieta, podemos observar o nutricionismo no fato de que alguns alimentos ou nutrientes são demonizados, e outros exaltados, mesmo que venham de uma mesma origem. Um exemplo disso é o fato da lactose ser demonizada, até por quem não possui intolerância a esse açúcar, enquanto a proteína do soro do leite (*whey protein*) é super exaltada pela cultura da dieta. O curioso é que, tanto a lactose, quanto o whey protein são nutrientes provenientes do mesmo alimento: o leite de vaca. Seguindo essa mesma linha, a cultura da dieta demoniza o arroz, entretanto biscoitos de arroz ou farinha de arroz são permitidos. Vai entender...

A indústria alimentícia utiliza o nutricionismo ao seu favor, colocando no rótulo dos seus produtos, avisos como "sem lactose", "adicionado de vitaminas", "rico em fibras", ou "sem glúten", agregando valor aos seus produtos, já que estamos inseridos em uma cultura da dieta, crente nesse tipo de nutricionismo, e isso certamente atrai o público, achando que estão fazendo boas escolhas alimentares.

Esquecemos que não somos robôs, que não existe "comer perfeito", e que não ingerimos apenas nutrientes, mas ingerimos receitas e preparações que podem carregar muitos significados, como comemorações e lembranças, nos trazendo muitas emoções positivas.

Esquecemos também que a nossa alimentação varia de acordo com a nossa rotina, nossas emoções, nossa classe social, nossos gostos e preferências, entre tantos outros fatores que interferem nas nossas escolhas alimentares.

É muito importante entendermos de onde vem um alimento e como ele é feito, e quais nutrientes os compõem. Mas é importante saber também que cada alimento tem o seu contexto, para não ficarmos obcecados com a pureza da nossa alimentação, criando medo em comer certos alimentos. Sabe o que é mais saudável do que qualquer *superfood*? Ter uma relação de paz com a comida.

Profissão Nutricionista

Nutricionistas são profissionais capacitados para atuar na prevenção, promoção e recuperação da saúde humana, planejando, executando e avaliando ações baseadas nos conhecimentos da ciência da nutrição e alimentação. A nutrição é uma ciência muito ampla, e existem diversas áreas onde um nutricionista pode atuar, como a área clínica (hospitais ou consultórios particulares), educação nutricional (em escolas), *marketing* (dentro da indústria alimentícia, farmacêutica ou em consultorias) , unidades de alimentação e nutrição (fiscalizando boas práticas higiênico-sanitárias em restaurantes), entre outros.

A profissão nutricionista se amplia ainda mais dentro da área clínica, onde existem diversas especializações, aprimoramentos e abordagens, como nutrição hospitalar, materno-infantil, esportiva, estética, funcional, transtornos alimentares, nutrição comportamental, comer intuitivo, entre muitas outras.

Existem atividades que devem ser exclusivamente desempenhadas por um nutricionista. De acordo com a Lei No 8.234, de 17 de Setembro de 1992 que regulamenta a profissão de Nutricionista e determina outras providências, Art. 3º São atividades privativas dos nutricionistas[1]:

VII - assistência e educação nutricional a coletividades ou indivíduos, sadios ou enfermos, em instituições públicas e privadas e em consultório de nutrição e dietética;

VIII - assistência dietoterápica hospitalar, ambulatorial e a nível de consultórios de nutrição e dietética, prescrevendo, planejando, analisando, supervisionando e avaliando dietas para enfermos.

Dessa forma, legalmente, não cabe a amigos, blogueiros,

personal trainers ou vendedores de loja de suplementos a função de realizar orientações nutricionais. Nutrição é com nutricionista.

O fácil acesso a informações sobre alimentação e nutrição e suas consequências para a saúde humana dá origem a muitas crenças sem fundamento científico, fazendo com que pessoas acreditem nelas e pratiquem a nutrição de acordo com seus "achismos", dispensando a *expertise* de um nutricionista para orientar sua alimentação.

Facilmente, pessoas gastam o mesmo valor equivalente a uma consulta nutricional em suplementos alimentares, géis redutores e alimentos milagrosos, sem pensarem duas vezes. Neste sentido, muitas pessoas não compreendem o valor de um tratamento nutricional e acabam gastando muito mais com tratamentos milagrosos e sem eficácia comprovada.

Existem profissionais, que muitas vezes não são formados em nutrição, mas cobram preços exorbitantes sem nem serem extremamente qualificados para isso - muitas vezes, de acordo com o número de seguidores que possuem em seu Instagram, já que a nossa sociedade valoriza isso. Mas também existem - e são maioria - nutricionistas com preços justos, condizentes com a sua formação, que oferecem vagas para consultas sociais ou até no limite do piso salarial proposto pelo sindicato dos nutricionistas. Nutricionistas são profissionais que merecem ser valorizados.

Como respeitar o trabalho de um nutricionista?

- Avise com antecedência se não puder comparecer na consulta;
- Chegue no horário marcado;
- Sempre que possível, durante as consultas online, estejam

em lugares calmos, onde você e o nutricionista consigam se concentrar para ter um tratamento de qualidade - e não em locais barulhentos ou inapropriados, como bares ou restaurantes;

- Valorize os materiais e conteúdos fornecidos pelo seu nutricionista - nutricionistas desenvolvem materiais e utilizam ferramentas validadas e embasadas cientificamente para auxiliar no tratamento de seus pacientes. Não compartilhe estes materiais com terceiros.

A profissão nutricionista também é regulamentada por um código de ética que estipula direitos, deveres e limites da profissão do nutricionista. Entretanto, principalmente na era das redes sociais, é muito comum vermos alguns nutricionistas violando o Código de Ética.

Segundo o Código de Ética e de Conduta do Nutricionista, é vedado ao nutricionista:

- Divulgar fotos de antes e depois dos pacientes (este tema será abordado no Capítulo 3);
- Realizar sorteios de serviços de nutrição;
- Divulgar fotos de recebidos associados à indústria alimentícia e farmacêutica;
- Associar sua imagem a marcas.

Além disso, segundo o Art. 4 do o Código de Ética e de conduta do nutricionista[2] (página 10), é dever do nutricionista: *"se comprometer com o contínuo aprimoramento profissional para a qualificação técnico-científica dos processos de trabalho e das relações interpessoais, visando à promoção da saúde e à alimentação adequada e saudável de indivíduos e coletividades"* , ou seja, um nutricionista deve estar sempre atualizado técnico-cientificamente, visando promover a saúde, e, o mais importante, não causar danos ao paciente. Neste sentido, constranger o paciente por causa de sua forma corporal pode ser traumatizante e pode dar origem a um mau relacionamento com a comida, causando muitos danos a sua saúde física e mental.

Nutricionistas também são estereotipados

Dentro da nutrição, existem diversas áreas de atuação para um nutricionista. Por causa da cultura da dieta, que exalta o emagrecimento e a estética acima de tudo, muitos nutricionistas começaram a atuar nessa área, fazendo com que um estereótipo de nutricionista fosse criado e fortalecido.

O estereótipo de nutricionista frequentemente está associado com uma imagem carrasca, fruto da dicotomia de alimentos - ensinada pela cultura e mentalidade da dieta - que dá broncas quando o paciente "sai da linha", foca exclusivamente no emagrecimento e no percentual de gordura corporal, sendo uma conduta pautada no estigma do peso. Entretanto, no juramento do nutricionista - o qual todos os profissionais devem jurar em sua formatura - nutricionistas juram exercer a profissão "sem discriminação de qualquer natureza", esquecendo que a gordofobia e a patologização do corpo gordo é um tipo de discriminação que causa traumas.

Juramento do Nutricionista

"Prometo que, ao exercer a profissão de nutricionista, o farei com dignidade e eficiência, valendo-me da ciência da nutrição, em benefício da saúde da pessoa, sem discriminação de qualquer natureza. Prometo, ainda, que serei fiel aos princípios da moral e da ética.

Ao cumprir este juramento com dedicação, desejo ser merecedor dos louros que a profissão proporciona."

(Este juramento foi instituído pelo Art 1º da Resolução CFN nº 382, de 27 de abril de 2006)

Não há nada de errado no fato de um paciente visar o emagrecimento. Entretanto, esta vontade de emagrecer deve ser questionada, já que, muitas vezes, a insatisfação corporal vai além do emagrecimento, ou, como é a maioria dos casos, o paciente está saudável, mas busca o emagrecimento apenas para se encaixar nos padrões. Sobre este assunto, vou contar um segredo: nutricionistas não aprendem na faculdade como eliminar gordurinhas localizadas, muito menos aquela exata gordurinha que te incomoda. A função principal de um nutricionista é promover saúde e não o emagrecimento. E saúde não é sinônimo de magreza como muitos pensam. Inclusive, evidências científicas asseguram que pessoas que fazem muito esforço para se manter muito magras na verdade podem não ser tão saudáveis assim, e o emagrecimento forçado pode impactar negativamente a saúde, causando problemas como: amenorréia (em mulheres), osteoporose (consequência da amenorreia), bradicardia, além de muita ansiedade e sofrimento relacionado às escolhas alimentares. [1,2]

O corpo magro também está associado ao estereótipo de nutricionista fazendo com que nutricionistas que não possuem tal forma corporal sejam vítimas de preconceito e tenham os seus conhecimentos e sua capacidade técnica questionados. Essa crença é pautada no estigma do peso, que associa corpos maiores à ausência de saúde, o que não é verdade. Nutricionistas são profissionais da saúde e não do emagrecimento, e existe saúde em todos os tipos de corpos. Seguindo este raciocínio, uma grande quantidade de nutricionistas utiliza seus corpos como cartão de visitas para captar pacientes que visam o emagrecimento.

O que é pouco difundido é que ser nutricionista já é um fator de predisposição para desenvolver um transtorno alimentar. Isso porque pertencer a grupos profissionais como atletas, bailarinas, modelos e nutricionistas reforçam a demanda por um corpo muito magro, aumentando o risco de desenvolvimento de transtornos alimentares.[3,4]

Existe um crescente movimento mundial de nutricionistas anti-dietas, que se fundamentam em abordagens não prescritivas e inclusivas, já que existe saúde em todos os tipos de corpos, como o Comer Intuitivo, *Health at Every Size®* (saúde em todos os tamanhos), Mindful Eating e na Nutrição Comportamental.

Essas abordagens não focam em peso e emagrecimento e têm como objetivo empoderar o paciente para que ganhe autonomia para realizar melhores escolhas alimentares, além de promoverem uma melhor relação com a comida e com o corpo, restaurando no paciente a confiança em si mesmo. Além disso, diversos benefícios para a saúde física e mental de pacientes estão relacionados a essas abordagens, como: menores riscos cardiovasculares, menores índices de comer transtornado, menores níveis de insatisfação corporal e maior habilidade para lidar com as emoções.[5]

*O nosso Guia Alimentar para
a População Brasileira*

Guias alimentares são documentos oficiais do governo, que apresentam informações e recomendações sobre alimentação com o objetivo de promover saúde e prevenir doenças. Os guias alimentares têm como objetivo estabelecer uma base para políticas públicas de alimentação e nutrição.[1]

Cada país desenvolve o seu guia, com base nos hábitos alimentares de sua população, disponibilidade de alimentos e situação alimentar e nutricional dessa população. Em 2014, foi lançada a segunda edição do Guia Alimentar para a População Brasileira, após um período de consulta pública e debates entre diversos setores, com o objetivo de atender às demandas sobre alimentação e nutrição no país.

O nosso guia é mundialmente elogiado: um estudo publicado em 2019 pela revista Frontiers in Sustainable Food Systems, elegeu o guia alimentar brasileiro como o que melhor atendia a critérios previamente estipulados quanto à promoção da saúde humana, do meio ambiente, da economia e da vida política e sociocultural. ([2],[3])

Este guia é considerado inovador porque, enquanto a maioria dos guias alimentares pelo mundo focava em calorias, pirâmides e nutrientes (o famoso "nutricionismo"), o Guia Alimentar para a População Brasileira quebrou padrões ao deixar de dicotomizar os alimentos entre saudáveis e não saudáveis, considerar as peculiaridades de cada indivíduo e suas preferências alimentares, de acordo com aspectos pessoais, regionais, culturais, biológicos e sociais, além de trazer questões de sustentabilidade, conscientizando sobre os impactos ambientais que podem resultar das escolhas alimentares.

Além disso, o nosso guia alimentar apresentou uma nova classificação para os alimentos, de acordo com a sua natureza e seu grau de processamento, a chamada *Classificação NOVA*[4].

Existem quatro categorias de alimentos, de acordo com o tipo de processamento empregado na sua produção[4]:

1)   *In natura* ou minimamente processados - os alimentos *in natura* são aqueles obtidos diretamente de plantas ou de animais (como folhas e frutos ou ovos e leite). Já os minimamente processados são alimentos *in natura* que, antes de sua aquisição, foram obtidos a alterações mínimas, como grãos secos, polidos e empacotados ou moídos na forma de farinhas, raízes e tubérculos lavados, cortes de carne resfriados ou congelados e leite pasteurizado.

2)   Óleos, gorduras, sal e açúcar - os óleos, as gorduras, o sal e o açúcar são ingredientes que contribuem para diversificar e tornar mais saborosa a alimentação sem que fique nutricionalmente desbalanceada. Óleos vegetais (como os de soja, milho, girassol ou oliva), gorduras (como a manteiga e a gordura de coco), sal e açúcar são produtos alimentícios fabricados pela indústria com a extração de substâncias presentes em alimentos in natura ou, no caso do sal, presentes na natureza.

3)   Alimentos processados - são alimentos que passam por técnicas de processamento desses que se assemelham a técnicas culinárias, podendo incluir cozimento, secagem, fermentação, acondicionamento dos alimentos em latas ou vidros e uso de métodos de preservação como salga, salmoura, cura e defumação. Alimentos processados em geral são facilmente reconhecidos como versões modificadas do alimento original. Exemplos de alimentos processados são: pães de fermentação natural, atum enlatado, milho em lata e queijos.

4)   Alimentos ultraprocessados - Uma forma prática de distinguir alimentos ultraprocessados de alimentos processados é consultar a lista de ingredientes disponível no rótulo desses alimentos. Um número elevado de ingredientes (frequentemente cinco ou mais) e, sobretudo, a presença de ingredientes com nomes pouco familiares

e não usados em preparações culinárias (gordura vegetal hidrogenada, óleos interesterificados, xarope de frutose, isolados proteicos, agentes de massa, espessantes, emulsificantes, corantes, aromatizantes, realçadores de sabor) e vários outros tipos de aditivos indicam que o produto pertence à categoria de alimentos ultraprocessados.

É importante entendermos a composição dos alimentos que consumimos, para que possamos fazer melhores escolhas. Entretanto, nenhum alimento precisa ser vilanizado ou cortado radicalmente da nossa dieta. O Guia Alimentar para a População Brasileira alerta a população para o consumo excessivo de alimentos ultraprocessados. Isso porque são alimentos que contém muitos aditivos, e, geralmente, possuem mais sal, açúcares e gorduras do que os demais grupos de alimentos. As embalagens dos alimentos ultraprocessados também estimulam um comer desatento e exageros alimentares, já que são alimentos que podem ser consumidos a qualquer hora e em qualquer lugar e, muitas vezes, possuem embalagens grandes, fazendo com que o consumidor coma sem se atentar aos seus sinais de saciedade.

Devemos ter cuidado para não vilanizar radicalmente alimentos ultraprocessados, pois em alguns contextos, principalmente entre classes sociais mais baixas e marginalizadas, pessoas conseguem um acesso seguro a alimentos somente através do consumo de ultraprocessados, já que, por causa dos conservantes, levam mais tempo para estragar (o que em muitos casos é importante, no que diz respeito a aspectos sanitários), além de serem alimentos práticos e que cabem dentro da rotina e do bolso dessas pessoas. Neste sentido, o importante é ter o que comer e que este alimento seja seguro para o consumo da população.

A indústria, percebendo a crescente preocupação da população com a composição dos alimentos ultraprocessados, passou a reformular alguns de seus produtos para manter-se no mercado, substituindo ingredientes, ou fortificando esses produtos através da adição de vitaminas. De fato, este movimento fez com que a indústria melhorasse a composição de produtos ofertados. Entretanto, nosso guia alerta para que estes alimentos não passem a ser vistos como a opção mais saudável (ou milagrosa) e incentiva a população a ter uma visão crítica ao fazer escolhas alimentares.

Neste sentido, na era das redes sociais e inseridos na cultura da dieta, vemos um *marketing* agressivo de produtos ultraprocessados rotulados como "saudáveis", milagrosos e "emagrecedores" feito pelos influenciadores digitais, que muitas vezes não consomem os produtos anunciados, mas ganham muito dinheiro fazendo propagandas e enganando o público.

O Guia Alimentar para a População Brasileira ainda alerta sobre o impacto na cultura que os alimentos ultraprocessados podem causar[4]. Afirmando:

> *"diante de campanhas publicitárias agressivas de alimentos ultraprocessados, culturas alimentares genuínas passam a ser vistas como desinteressantes, especialmente pelos jovens. A consequência é a promoção do desejo de consumir mais e mais para que as pessoas tenham a sensação de pertencer a uma cultura moderna e superior"*

Por último, o Guia alerta sobre os impactos ambientais que a produção em massa de alimentos ultraprocessados pode causar[4]:

- Embalagens, muitas não biodegradáveis, que desfiguram a paisagem e requerem o uso crescénte de novos espaços e de novas e dispendiosas tecnologias de gestão de resíduos.
- Demanda por açúcar, óleos vegetais e outras matérias-primas comuns na fabricação de alimentos ultraprocessados estimula monoculturas dependentes de agrotóxicos e uso intenso de fertilizantes químicos e de água, em detrimento da diversificação da agricultura.
- A sequência de processos envolvidos com a manufatura, distribuição e comercialização desses produtos envolve longos percursos, de transporte e, portanto, grande gasto de energia e emissão de poluentes.
- A quantidade de água utilizada nas várias etapas da sua produção é imensa. A consequência comum é a degradação e a poluição do ambiente, a redução da biodiversidade e o comprometimento de reservas de água, de energia e de muitos outros recursos naturais.

A minha parte preferida do nosso Guia Alimentar é a parte que traz exemplos de refeições. Nesta parte, existem fotos de exemplos de refeições com combinações de alimentos que atendem às recomendações do Guia Alimentar para a População Brasileira. Propositalmente, o guia **não traz especificações de quantidades a serem consumidas em cada refeição, já que estas variam de pessoa para pessoa e também de acordo com as sensações de fome e saciedade**[4] - maravilhoso!

As fotos, trazidas pelo Guia como refeições saudáveis, são compostas por diversos alimentos, que representam as culturas de todas as regiões do Brasil. Em algumas fotos, compondo refeições saudáveis, aparecem alimentos frequentemente demonizados pela cultura da dieta, como: pão francês com manteiga, pão de queijo e bolo, mostrando que todos os alimentos cabem dentro de uma alimentação saudável.

Ao final, o Guia resume todos os seus ensinamentos através dos "10 passos para uma alimentação saudável". São eles[4]:

1)   Fazer de alimentos in natura ou minimamente processados a base da alimentação;
2)   Utilizar óleos, gorduras, sal e açúcar em pequenas quantidades ao temperar e cozinhar alimentos e criar preparações culinárias;
3)   Limitar o consumo de alimentos processados;
4)   Evitar o consumo de alimentos ultraprocessados;
5)   Comer com regularidade e atenção, em ambientes apropriados e, sempre que possível,com companhia;
6)   Fazer compras em locais que ofertem variedades de alimentos in natura ou minimamente processados;
7)   Desenvolver, exercitar e partilhar habilidades culinárias;
8)   Planejar o uso do tempo para dar à alimentação o espaço que ela merece;
9)   Dar preferência, quando fora de casa, a locais que servem refeições feitas na hora;
10) Ser crítico quanto a informações, orientações e mensagens sobre alimentação veiculadas em propagandas comerciais.

Rótulos de Alimentos

Dicotomizar alimentos entre saudáveis e não saudáveis piora a nossa relação com a comida e o corpo. Entretanto, saber a composição dos alimentos e ter noção da origem dos alimentos (sem que isso se torne uma prática obsessiva) é também uma forma de praticar a nutrição gentil.

Todos os alimentos cabem dentro de uma alimentação saudável, sendo tudo uma questão de contexto, frequência e quantidade. A cultura da dieta demoniza alimentos e os coloca como culpados pela existência de várias doenças, como obesidade, colesterol alto e pressão alta. Mas a verdade é que hábitos alimentares podem sim contribuir para o aparecimento de doenças como essas, mas são uma dentre diversas causas que podem contribuir para o quadro.

Nesse contexto, é muito importante ler o rótulo de alimentos industrializados para entendermos melhor sobre a sua composição. Geralmente, somos ensinados pela cultura da dieta a focarmos apenas na tabela nutricional contida nos rótulos (aquela que indica as calorias, a porcentagem de sódio e de gordura, por exemplo).

Focar em calorias só faz com que ocupemos nossas cabeças com cálculos matemáticos, pensando sempre se "podemos comer mais hoje", ou se cabe na conta das calorias totais do dia, como se estivéssemos devendo algo a alguém. Essa prática nos afasta de uma boa relação com a comida, já que podemos nos tornar obsessivos pela contagem de calorias ao longo do dia, e nos guiamos por regras externas da alimentação, ignorando nossas sensações de fome e saciedade.

O propósito dos alimentos é ter calorias. Sentimos fome como um mecanismo de aviso do nosso corpo quando o combustível acaba, nos alertando que precisamos de mais energia. Não conseguimos dirigir tranquilos quando o tanque de combustível do nosso carro está na reserva, o que nos faz pensar que é uma boa ideia viver com o mínimo de energia no nosso corpo?

Nós comemos por diversos motivos, não apenas para ficarmos saciados. Uma parte importante advinda da alimentação é o prazer e satisfação. Se comermos apenas para nos nutrir, pensando apenas nos aspectos biológicos, jamais vamos encontrar a plenitude. É preciso encontrar um equilíbrio entre coisas nutritivas e gostosas. E para isso, devemos sempre honrar a nossa sensação de fome e de desejos genuínos de alimentos específicos.

No Manual de Orientação aos Consumidores sobre a Rotulagem Nutricional Obrigatória, a ANVISA alerta que não é necessário ficar somando as quantidades de cada nutriente para saber se atingiu ou não as recomendações diárias. O importante é escolher alimentos com uma composição melhor a partir da comparação de alimentos similares, como, por exemplo, escolher o iogurte, queijo, pão mais adequado para a saúde da sua família[1]. É interessante que a ANVISA traga essa recomendação, já que vivemos em uma cultura da dieta obsessiva, onde contar "macros" (macronutrientes) é visto como uma superioridade moral e símbolo de força de vontade e saudabilidade.

Existe ainda um alerta para o consumo de alimentos intitulados como *diet* e *light*. Esses alimentos não têm necessariamente o conteúdo de açúcares ou energia reduzido (como esperado pela cultura da dieta) e podem ser alteradas as quantidades de gorduras, proteínas, sódio, entre outros; por isso a importância da leitura dos rótulos.[1]

Uma informação que merece atenção nos rótulos de alimentos é a lista de ingredientes. Essa lista vai nos mostrar o grau de processamento dos alimentos, como ensina o Guia Alimentar para a População Brasileira, e nos ajudará a fazer melhores escolhas alimentares.

A lista de ingredientes presente nos rótulos de alimentos mostra os ingredientes que compõem o alimento em ordem decrescente (do ingrediente que está em maior quantidade, para o que está em menor quantidade). Alguns sucos de caixinha, por exemplo, possuem como dois dos primeiros ingredientes água e açúcar, o que indica que estes são os ingredientes em maiores quantidades neste produto, ao invés de ser o suco ou polpa de fruta. Dessa forma, é importante desenvolvermos um senso crítico dos alimentos que consumimos.

Os aditivos que são adicionados aos alimentos industrializados possuem muitos propósitos, como aumentar a palatabilidade, melhorar a textura, ou até como conservantes para aumentar o tempo de prateleira dos produtos. Um prazo de validade longo pode ser benéfico para diminuir contaminações, e às vezes o consumo de ultraprocessados pode ser mais seguro para pessoas hospitalizadas, por exemplo, já que estão mais vulneráveis a infecções.

A ANVISA alerta que os rótulos dos alimentos não devem indicar que o alimento possui propriedades medicinais ou terapêuticas, ou aconselhar o seu consumo como estimulante, para melhorar a saúde, para prevenir doenças ou com ação curativa. Mesmo assim, encontramos alimentos comercializados (por empresas que provavelmente encontraram brechas na legislação) com nomes apelativos para reduzir inchaço, "desintoxicar", entre outros.[1]

Como discutimos neste capítulo, a educação nutricional e o conhecimento da composição dos alimentos que consumimos é muito importante para sermos críticos e realizarmos escolhas melhores. Entretanto não devemos fazer com que isto vire uma obsessão, nos causando muita ansiedade em torno dos alimentos, e também devemos levar em conta os outros papéis que um alimento possui, além de nos nutrir biologicamente, sempre respeitando nossos gostos e preferências, e não apenas nos guiando por regras externas e crenças criadas pela dieta.

CAPÍTULO 2: O QUE É O COMER TRANSTORNADO?

"Vivemos em uma cultura da dieta, onde um comer transtornado é incentivado e chamado de 'saúde'"

- CAROLINE DOONER

O comer transtornado é um reflexo da mentalidade da dieta. Na cultura ocidental, infelizmente, o comer transtornado é a regra e o comer normal é a exceção. Estes comportamentos disfuncionais podem estar associados ao desenvolvimento de transtornos alimentares, mas não necessariamente indicam a presença de um transtorno alimentar.[1]

O comer transtornado seria um meio termo entre um comer normal (onde o indivíduo mantém um peso constante e saudável e tem boa relação com a comida), e o outro extremo, um transtorno alimentar (caracterizado por desvios sérios de comportamento relacionados à alimentação).

A nossa sociedade encoraja, incentiva e elogia comportamentos típicos de um comer transtornado, rotulando esses tipos de comportamento como disciplina e força de vontade. Pessoas que são muito disciplinadas quanto à alimentação possuem uma superioridade moral e são hiper valorizadas na sociedade atual. O comer transtornado é muito comum, e está tão enraizado em nossa sociedade, que pensamos que esses comportamentos são aceitáveis.

Sendo assim, fica difícil para um indivíduo identificar que a sua relação com a comida e com exercícios físicos é, na verdade, carregada de preocupação, pensamentos obsessivos e sofrimento.

Alguns comportamentos anormais ao comer, que podem ser enquadrados como comer transtornado são: pular refeições, restringir grupos de alimentos, fazer jejum, ter episódios de exagero ou compulsão alimentar, geralmente acompanhados de emoções negativas relacionadas à comida, como culpa, medo, vergonha e ansiedade. [1]

A partir disso, é possível perceber que grande parte das pessoas, inclusive nós mesmos, estamos sofrendo, ou já sofremos anteriormente com um comer transtornado.

O Comer Transtornado também pode ser definido como[1]:

- rigidez ao comer - comer apenas certos alimentos, horários de refeições inflexíveis, recusa em comer em restaurantes ou fora de casa;
- auto-estima baseada altamente, ou mesmo exclusivamente, na forma e no peso do corpo;
- rotina de exercícios excessiva ou rígida;
- contagem de calorias e macronutrientes de maneira obsessiva;
- ansiedade em relação a certos alimentos ou grupos de alimentos;

- episódios de exageros alimentares;
- episódios de compulsão alimentar;
- uso de laxantes e outros métodos de purgação com o objetivo de controle de peso.

Em geral, as regras impostas por uma dieta restritiva já podem caracterizar um comer transtornado, e é por isso que um dos fatores precipitantes para o desenvolvimento de um transtorno alimentar é fazer uma dieta. As crenças formadas pelas regras da dieta ficam internalizadas dentro de nós, fazendo com que fiquemos sempre preocupados com o que "podemos" comer, gerando muito estresse e ansiedade e nos distanciando dos sinais internos que regulam as nossas escolhas alimentares, como fome, saciedade e vontades, além de piorar a nossa imagem corporal também.

Mesmo sem fechar diagnóstico para um transtorno alimentar, pessoas que sofrem de um comer transtornado não possuem uma boa relação com a comida e com o corpo e correm riscos físicos e emocionais. O comer transtornado é um problema que também precisa de tratamento, principalmente para prevenir que se agrave e dê origem a um transtorno alimentar.

O comer transtornado está associado a problemas digestivos e intestinais. Restrições, compulsão alimentar, purgação e outros comportamentos disfuncionais podem causar problemas como gases, inchaço, constipação, diarreia e gastrite. [2]

Atualmente, na cultura da dieta, é comum culparmos os efeitos colaterais de um comer transtornado como "intolerâncias" ou "sensibilidades" e cortarmos alguns nutrientes da alimentação com a desculpa de aliviar estes sintomas digestivos. Estudos mostram que 98% das pessoas com transtornos alimentares possuem problemas gastrointestinais e 44% dos pacientes que buscam ajuda para problemas gastrointestinais possuem comportamentos de comer transtornado.[3]

Importante ressaltar que testes feitos para diagnosticar a

sensibilidade não-celíaca ao glúten e outras intolerâncias não possuem validação científica.[4,5] - excluindo a intolerância à lactose, que comprovadamente é causada pela insuficiência da enzima (lactase) que digere este açúcar.

A indústria da dieta pega carona nas intolerâncias e sensibilidades, e lucra com produtos sem glúten ou sem lactose, onde o público não é somente pessoas que precisam restringir nutrientes por questões de saúde, mas também para o público inserido na cultura da dieta, que pensa que é saudável cortar o consumo de alimentos e nutrientes, mesmo sem necessidade médica.

A restrição severa na alimentação, típica de comportamentos de comer transtornado, também pode trazer prejuízos para a saúde física, devido à nutrição insuficiente, como[6]:

- anemia;
- palidez;
- unhas quebradiças;
- cabelos finos e fracos;
- osteoporose (aumentando o risco de fraturas);
- diminuição da pressão arterial;
- arritmia cardíaca;
- amenorréia (ausência de menstruação), ou desregulação do ciclo menstrual;
- diminuição da libido;
- aumento do cortisol (hormônio relacionado ao stress);
- problemas gastrointestinais.

O irônico é que uma pessoa que faz severas restrições alimentares em sua dieta, na verdade está em busca de saúde - e associa saúde à magreza - sem saber que essas restrições alimentares podem trazer maiores problemas de saúde física e mental, do que se escolhesse um estilo de vida sem regras rígidas.

Assim como em um transtorno alimentar, o comer

transstornado pode impactar diversos momentos da vida: causando isolamento social (por medo das comidas disponíveis em confraternizações), afetando a concentração (por causa dos pensamentos obsessivos por comida), fazendo com que a comida - ou o controle obsessivo pelo o que é ingerido, seja a única fonte de conforto, trazendo muito desconforto e ansiedade.

O comer transtornado não só contribui para um aumento na incidência de transtornos alimentares, mas também para a obesidade. É necessário parar de normalizar comportamentos disfuncionais com relação a comida e iniciar conversas sobre o risco de desenvolvimento dessas doenças para que as pessoas identifiquem sintomas e busquem tratamento de qualidade.

Ortorexia Nervosa

A Ortorexia Nervosa não é oficialmente reconhecida como um transtorno alimentar pelo Manual Diagnóstico e Estatístico de Transtornos Mentais (DSM-5)[1], publicado pela Associação Psiquiátrica Americana (APA), e nem pela Classificação Estatística Internacional de Doenças e Problemas Relacionados à Saúde (CID-11)[2], disponibilizada pela Organização Mundial da saúde (OMS), mas está cada vez mais sendo reconhecida como um comportamento disfuncional ao comer, associado a baixa qualidade de vida, deficiência de nutrientes e isolamento social[3;4;5]. Este comportamento disfuncional foi descrito nos anos 90 por um médico norte-americano chamado Steve Bratman[6]. É um tipo de comer transtornado que pode evoluir para um transtorno alimentar.

Ortorexia Nervosa é definida como uma obsessão por "comer saudável", "comer limpo" e pela pureza dos alimentos, ou seja, é uma obsessão pela qualidade dos alimentos que são consumidos. O prefixo *orthos*, vem do grego, e significa "correto", que se relaciona com as características perfeccionistas e rígidas observadas nas escolhas alimentares.[4;5]

Alguns dos comportamento típicos de um comportamento ortoréxico são[4]:

- compulsivamente checar o rótulo de alimentos, em busca da lista de ingredientes e da tabela nutricional;
- cortar cada vez mais nutrientes ou grupos de alimentos;
- incapacidade de comer alimentos que considera "impuros" ou não-saudáveis;
- gastar horas do seu dia pensando planejando o que vai comer;
- seguir obsessivamente blogs e perfis sobre alimentação saudável e "limpa";
- pode ser que exista, ou não, uma preocupação com a forma corporal.

Em tempos de redes sociais, muitos influenciadores digitais estão fazendo da Ortorexia Nervosa a sua carreira. Não precisamos comprar os produtos "milagrosos" que estes influenciadores estão vendendo nas redes sociais, ou seguir seus ensinamentos religiosamente para sermos saudáveis, independentemente do que estes influenciadores nos fazem acreditar.

A obsessão pela pureza dos alimentos, característica da Ortorexia Nervosa, leva a restrições alimentares e a uma preocupação intensa com o que se come, ocupando a maior parte dos pensamentos de uma pessoa que sofre de Ortorexia Nervosa, e gerando muito sofrimento e ansiedade. Pessoas que seguem um padrão alimentar ortoréxico, geralmente sentem-se superiores às outras pessoas, que não fazem escolhas alimentares com tanta rigidez e ainda tentam converter aqueles que não seguem um mesmo padrão rígido de alimentação, como se fosse uma religião.

Estudantes de nutrição e nutricionistas são algumas das populações mais vulneráveis para a incidência de ortorexia nervosa, já que a profissão incentiva uma preocupação maior com a alimentação[8]. Dessa forma estes profissionais devem tomar cuidado não só com a sua própria rigidez na alimentação, mas também com a rigidez que repassam aos seus pacientes para que não causem danos. Orientações rígidas podem levar ao desenvolvimento de preocupações excessivas por parte do paciente. Com isso, é importante lembrar que saúde não se caracteriza apenas pelo bem-estar físico, mas também social e mental.

Transtornos Alimentares

"Transtornos alimentares não são apenas um modismo ou uma fase. São condições graves e potencialmente fatais que afetam a saúde física e emocional de uma pessoa" - National Eating Disorders Association (NEDA)

A sociedade estereotipa os transtornos alimentares. Geralmente pensa-se que os transtornos alimentares afetam apenas jovens mulheres brancas, magras, de classe média alta e que almejam ser modelos. Entretanto a verdade é que os transtornos alimentares são democráticos: literalmente qualquer pessoa, de qualquer peso, cor, raça, sexo, classe social e forma corporal pode estar sofrendo de um transtorno alimentar.

Embora a sociedade em que vivemos normalize comentários invasivos, não é legal comentar sobre o corpo dos outros, ou sobre as suas escolhas alimentares. Sem saber, podemos estar fazendo comentários tóxicos às pessoas que possuem um sofrimento real com a comida e com o corpo, piorando o quadro de um transtorno alimentar.

Os transtornos alimentares são doenças psiquiátricas complexas, que requerem tratamentos complexos, com uma equipe multidisciplinar formada por profissionais especializados em transtornos alimentares, incluindo, no mínimo, um médico psiquiatra, um nutricionista e um psicólogo. Dessa forma, se curar de um Transtorno alimentar não é uma questão de força de vontade ou uma escolha. Não basta "comer mais", "parar de vomitar" ou "parar de ter compulsão".

A vulnerabilidade para a incidência de transtornos alimentares aumenta de acordo com aspectos socioculturais, psicológicos e biológicos. O fato de estarmos inseridos em uma cultura que dá grande importância aos padrões de beleza, peso e forma corporal - aliados a fatores psicológicos individuais (como traumas) e biológicos (como predisposição genética) - aumenta as chances para o desenvolvimento de transtornos alimentares [2]. Neste sentido, nem todos que fazem uma dieta desenvolvem um transtorno alimentar, mas todos que têm transtorno alimentar iniciaram este quadro fazendo uma dieta.

Os transtornos alimentares são doenças psiquiátricas com o maior índice de mortalidade entre todos os distúrbios mentais [3]. Mesmo com tamanha gravidade, pessoas seguem elogiando a magreza e alimentando o medo em engordar, sendo que a cultura da dieta é a maior culpada, tanto para a epidemia de transtornos alimentares, quanto para a "epidemia da obesidade", já que ambas estão associadas à insatisfação corporal, dietas restritivas e a um comer transtornado.

Ao elogiar um emagrecimento, podemos estar elogiando um transtorno alimentar restritivo grave, ou ainda outras doenças psiquiátricas como a depressão, ou até situações de luto, pois nossas emoções afetam o nosso comportamento alimentar, podendo, em alguns casos, reduzir o apetite.

Ao contrário do que se espera, o processo de recuperação de um transtorno alimentar não é linear, existem muitos altos e baixos. Transtornos alimentares são tão complexos, que mesmo que o paciente genuinamente queira se tratar, ainda existe uma voz do transtorno alimentar em sua cabeça que insiste em sabotar o tratamento. Por isso o tratamento com uma equipe multidisciplinar especializada se faz necessário.

A complexidade no tratamento dos transtornos alimentares também se dá pelo fato de que, na grande maioria das vezes, transtornos alimentares também estão associados a outras comorbidades psiquiátricas [2], como ansiedade, depressão, transtorno afetivo bipolar e transtornos de personalidade.

Os transtornos alimentares nos fazem perder a confiança em nós mesmos com relação a comida, ou porque estamos sempre sendo guiados por regras rígidas externas, que são formuladas com base na dicotomia de alimentos e por crenças internalizadas, ou porque temos medo de "perder o controle" e exagerar quando há uma grande oferta de alimentos disponível. As regras "de dieta" impostas por um transtorno alimentar, nos dão uma falsa sensação de estarmos no controle, mas na verdade causam maiores danos físicos e psicológicos.

Transtornos alimentares fazem com que pessoas tenham medo de comer, fazendo com que percam momentos preciosos da vida, como a espontaneidade e a leveza de sair para um *happy hour* com amigos, de aproveitar os docinhos de uma festa, ou de escolher um restaurante para comer de última hora, causando uma enorme preocupação. Não é saudável ficar se preocupando se no restaurante que seus amigos escolheram, vai ter "comida limpa" (mesmo porque toda comida é limpa, desde que o restaurante siga boas práticas de manipulação dos alimentos - amém ANVISA).

Na cultura da dieta, existe uma normalização do exagero ou até de compulsões alimentares (que são sintomas de alguns tipos de transtornos alimentares), como o chamado "dia do lixo". Entretanto existem diferenças entre exageros, que podem ser normais, e o exagero característico de um episódio de compulsão alimentar.

A compulsão alimentar está relacionada a gatilhos emocionais. Um episódio de compulsão alimentar é caracterizado pela sensação de perda de controle e a ingestão de uma quantidade de alimentos definitivamente maior do que a maioria das pessoas conseguiria comer em uma situação similar. [2]

Ao contrário da compulsão alimentar, exageros alimentares se caracterizam por um consumo esporádico aumentado de alimentos. Em alguns contextos, exageros podem ser considerados normais, como quando algum alimento está muito gostoso, quando você come um alimento que raramente come, em comemorações.[4]

O tratamento de um transtorno alimentar ou de um comer transtornado consiste em desconstruir todas as crenças internalizadas e eliminar a mentalidade da dieta. Dessa forma, não se cura um transtorno alimentar com uma dieta prescrita, e sim, dando autonomia ao paciente para que ele recupere a confiança nos seus próprios sinais internos, ou seja, na sua própria consciência interoceptiva. Assim, o tratamento de um transtorno alimentar objetiva que o paciente alcance um comer normal e intuitivo.

Comer normal é saber que comer bem é importante para um bom funcionamento do nosso corpo, mas que alimentar-se também é afeto, comemoração, memória e cultura. Ser saudável é comer de tudo, sem passar fome e sem exagerar!

Insatisfação corporal

"Se você aceitasse que perfeição é impossível, o que deixaria de ser uma obsessão pra você?" - Rupi Kaur

As ideias irreais de corpos propagadas pela mídia podem impactar negativamente o comportamento alimentar das pessoas. Estudos mostram que a simples exposição de pessoas a fotos de modelos com um corpo padrão é um gatilho para distúrbios de imagem corporal, e contribuem para que uma pessoa desenvolva atitudes de um comer transtornado, ou até transtornos alimentares. ([5];[6];[7])

Um exemplo disso é um clássico estudo feito nas Ilhas Fiji, publicado no início dos anos 2000. Etnicamente, as mulheres fijianas possuem características mais robustas, e culturalmente, esse tipo de corpo era o ideal de beleza da população fijiana. Nos anos 90, Fiji era um dos países com menor prevalência de transtornos alimentares e comer transtornado. O estudo foi feito com meninas adolescentes em uma província de Fiji, onde até 1995, não havia televisão, com o intuito de observar o impacto dos padrões de beleza da cultura ocidental na insatisfação corporal e no comportamento alimentar das adolescentes fijianas. Após a exposição dessa população à televisão por três anos, observou-se um aumento na prevalência de comer transtornado entre as adolescentes.[8]

Hoje em dia, na era das redes sociais, somos expostos com uma frequência maior a fotos de corpos perfeitos, contribuindo para que tenhamos cada vez mais insatisfação corporal. A insatisfação corporal é um fator de predisposição para transtornos alimentares. Meninas, que naturalmente já se encaixam nos padrões estéticos da atualidade, procuram cada vez mais procedimentos estéticos e novas dietas. As indústrias da beleza e da dieta acabam com a diversidade de corpos.

Pessoas que não se encaixam dentro de um "corpo padrão" (a grande maioria das pessoas), internalizam crenças de que seu corpo é "errado" e isso as desencoraja a seguir um estilo de vida mais saudável, com alimentação adequada e exercícios físicos. Esse fato é evidenciado pela crescente onda de estudos científicos sobre o estigma do peso, que indicam que indivíduos classificados com sobrepeso e obesidade têm níveis de estresse mais elevados, e isso desencadeia processos obesogênicos, aumentando o risco de compulsão alimentar, diabetes, depressão e inclusive diminui a motivação para atividade física, para uma alimentação equilibrada e para procurar cuidados com a saúde e fazer acompanhamento médico.([10];[11])

Neste contexto, o ativismo pela positividade e aceitação corporal pode inspirar pessoas a mudarem seus hábitos no dia a dia pelo simples fato de elas se sentirem acolhidas e seguras para promover mudanças efetivas no seu estilo de vida, derrubando o argumento de que ser a favor da positividade corporal é romantizar e promover a obesidade. [12]

Além disso, o ativismo é importante para quebrar algumas crenças relacionadas ao estereótipo de corpos gordos, como por exemplo o fato desses corpos serem automaticamente associados a pessoas que não possuem um estilo de vida saudável, são sedentárias e "sem força de vontade", sendo que na maioria das vezes isso não é verdade.

O ganho de peso é multifatorial, e pode estar associado a diversos outros fatores como: genética, distúrbios hormonais, classe social, qualidade do sono, uso de medicamentos, saúde mental, além de vivermos em ambientes com fácil acesso a alimentos ultraprocessados e porções enormes (hoje em dia, alimentos ultraprocessados são vendidos em postos, farmácias, e recebemos todos os dias cupons de descontos para utilizarmos em aplicativos de delivery), aumentando o consumo de alimentos ao longo do dia.

Existe uma crítica sobre o movimento de positividade corporal, alegando que pessoas sentem-se pressionadas para amar os seus corpos, fazendo com que se sintam mal e piores por não conseguirem se amar [13]. Neste sentido, foi criado o movimento de Neutralidade Corporal, uma opção entre a ideia polarizada de ou amar ou odiar seu corpo.

Enquanto a positividade corporal visa mudar a definição de beleza na nossa sociedade, ao promover aceitação e apreciação corporal para todos os tipos de corpos, a neutralidade corporal almeja mudar a idealização da beleza na sociedade atual, fazendo com que os indivíduos coloquem menos ênfase na sua aparência.[12]

Não precisamos amar os nossos corpos, mas precisamos aprender a respeitá-los. Abordagens que incentivam uma imagem corporal mais positiva, promovendo respeito, celebração e honrando a diversidade corporal, são efetivas no tratamento de comer transtornado e de transtornos alimentares.[12]

O que é comer normal?

Comer normal é deixar de ser guiado por regras externas e ganhar autonomia alimentar. É confiar nos seus sinais de fome e saciedade, estar plenamente presente na hora da alimentação (sem celular e TV), ser flexível e saber que seu corpo saberá corrigir os "excessos" da alimentação".

Em 1983, a nutricionista Ellyn Satter publicou um texto[1] contendo nove indicativos do que é comer normal*. A seguir estão destacados e adaptados alguns desses indicativos. Comer normal é:

- ser capaz de pensar um pouco para selecionar alimentos nutritivos, mas não sendo tão preocupado e restritivo a ponto de não comer alimentos saborosos;
- deixar de comer um cookie hoje porque você sabe que poderá comer de novo amanhã, ou comer mais agora porque o gosto é maravilhoso enquanto está fresquinho;
- ser capaz de escolher os alimentos que gosta, comê-los e realmente se satisfazer - e não apenas parar de comer porque acha que deveria;
- dar-se permissão para comer às vezes porque está feliz, triste ou entediado, ou apenas porque é bom!
- saber que a alimentação é flexível e varia de acordo com a sua fome, agenda, seus sentimentos e disponibilidade de alimentos;

- ter a consciência de que a comida requer um pouco de seu tempo e sua atenção, mas saber que ela ocupa apenas uma entre tantas áreas importantes da sua vida.

Ou seja, comer normal é confiar no seu corpo e ter uma relação saudável com a comida, de modo que esta não ocupe a sua mente mais tempo do que deveria. É saber que, dependendo do contexto, nem sempre vamos conseguir comer no horário em que sentimos fome, ou exatamente o que gostaríamos. Mesmo assim, ficamos bem e tocamos o dia sem ficarmos obcecados por ter comido algo que "saiu da rotina".

Na mentalidade da dieta e no comer transtornado, crenças como "treinar para poder comer" ou "fazer detox" para compensar exageros são muito frequentes. A verdade é que o nosso corpo sabe lidar com excessos. Tudo o que precisamos fazer é voltar à nossa rotina normal do dia-a-dia.

Em alguns contextos, exageros podem ser considerados normais, como quando algum alimento está muito gostoso, quando você come um alimento que raramente come, em comemorações.

Entretanto, devemos ficar atentos a exageros que são feitos devido à falta de atenção com a alimentação, como quando comemos algum alimento apenas porque apareceu na nossa frente (desconsiderando os sinais de fome e saciedade, sem pensar se está realmente com vontade ou não) ou exagerar por ansiedade (fome emocional).

* O texto sobre comer normal, escrito por Ellyn Satter está disponível na íntegra através do site https://www.ellynsatterinstitute.org [2]

Peso Natural

O foco no emagrecimento intencional é problemático porque interfere na nossa capacidade de prestar atenção em nossos sinais internos de fome e saciedade, nos faz passar fome (o que pode causar um efeito rebote que será explicado no Capítulo 4), não é sustentável, nem eficiente e ainda pode causar danos[1].

As variações de peso de indivíduo para indivíduo se dão devido a fatores genéticos, psicológicos, comportamento e ao ambiente em que são expostos. Uma das principais causas de ganho de peso é a dieta restritiva, independentemente do peso inicial da pessoa[1].

Quando alcançamos a liberdade incondicional em comer e respeitamos os sinais de fome, saciedade e vontades do nosso corpo, diminuindo nossas chances de exageros e compulsão e temos uma alimentação variada, sem restrições, atingimos o nosso peso natural, ou seja, um peso saudável condizente com o nosso histórico e com o nosso estilo de vida[2].

Alguns dos sinais que nos mostram que um indivíduo alcançou o seu peso natural são[3]:

- honra os seus sinais de fome e saciedade, sem julgamento ou sentimento de culpa;
- não se pega fazendo restrição alimentar para compensar o que comeu;
- episódios de exageros alimentares não são recorrentes;
- não separa as comidas como "comidas de dia de semana" e "de final de semana";
- pratica atividade física prazerosa, ao invés de compensatória;
- pratica a autocompaixão.

O mal do comer transtornado é este: gastamos energia sempre preocupados por termos comido os alimentos X ou Y, ou se vamos conseguir compensar o que comemos, sempre guiados pelo pavor de engordar, fazendo com que deixemos de prestar atenção em outros aspectos da vida e de nos preocupar com outros assuntos mais importantes.

O nosso corpo é programado fisiologicamente para manter um peso saudável[2]. Nosso corpo não sabe se estamos fazendo dieta ou passando fome involuntariamente, devido a alguma escassez. Dessa forma, diversas adaptações metabólicas são feitas para garantir a homeostase, ou seja, um estado de equilíbrio para que o corpo consiga desempenhar suas funções básicas e garantir sua sobrevivência.[1]

Cuidados com a saúde com foco em peso não levam em conta a diversidade corporal e se apoiam no Índice de Massa Corporal (que será explorado no Capítulo 3). O índice de massa corporal é um cálculo matemático simples, que classifica indivíduos como "abaixo do peso", "eutrófico" , com "sobrepeso" ou "obesidade", com base no seu peso e na sua altura[4]. Essa classificação é problemática porque patologiza os corpos apenas com base no peso, sem levar em conta outros indicativos de saúde, como exames de sangue, densitometria óssea, composição corporal, hábitos alimentares e exercícios físicos. E além de tudo, não leva em conta a diversidade corporal existente[5]. Não existe um peso ideal, existe apenas um peso natural saudável, condizente com o histórico do paciente, que nem sempre é um corpo padrão capa de revista.

Autocompaixão

"Somos sempre tão rigorosos com nós mesmos o tempo todo. Por que fazemos isso?"- Pink (música F··kin' Perfect)

Somos capazes de sermos gentis com todo mundo, menos com nós mesmos. Nos cobramos demais e somos muito críticos e duros com nós mesmos. Uma crescente onda de estudos científicos mostra que a prática da autocompaixão é benéfica para diminuir índices de insatisfação corporal e, consequentemente, de comer transtornado. Precisamos começar a tratar nós mesmos, como tratamos um amigo querido.

A autocompaixão é um constructo baseado no reconhecimento de que o sofrimento, o sentimento de inadequação e o fracasso fazem parte das condições humanas, e que todos merecem compaixão e ter o seu valor reconhecido. Em situações que aumentam o sentimento de inadequação, pessoas com maiores índices de autocompaixão são mais gentis e cuidadosas consigo mesmas, conscientes de suas angústias, e reconhecem que ser imperfeito faz parte de sua experiência humana.[1;2]

A prática da autocompaixão também está relacionada a menores índices de internalização do ideal de magreza e de sofrimento com pressões estéticas[3]. A autocompaixão seria um fator protetivo com relação ao perfeccionismo e à cobrança relacionada à aparência física[4].

Autocrítica e auto depreciação não são boas maneiras de incentivo para mudança. Pelo contrário, só levam ao aparecimento de emoções negativas, que refletem negativamente no nosso comportamento alimentar e na nossa relação com o corpo. Quanto menor a nossa autocompaixão, mais chances de desenvolvermos comportamentos insalubres, como compulsão alimentar, ou outro extremo: comportamentos alimentares muito restritivos.[5]

Praticar a autocompaixão e eliminar pensamentos auto destrutivos é um exercício diário, que precisa de muito treino. A falta de autocompaixão mostra como internalizamos padrões de beleza impostos pela sociedade e aplicamos com rigidez em nós mesmos. Um dos caminhos para a autocompaixão é ser crítico quanto aos padrões de beleza e ao ideal de saúde da sociedade atual, que é focado no peso e saber que o seu valor vai muito além da aparência física. Maiores índices de autocompaixão também nos ajudam a nos proteger de comentários externos maldosos, ou mesmo sem más intenções, mas que afetariam a nossa autoestima e poderiam piorar a nossa relação com a comida.

Na prática clínica, observo que conforme meus pacientes de comer transtornado e de transtornos alimentares, conforme vão se recuperando, passam a prestar muito mais atenção em seus corpos e a terem pensamentos mais amorosos consigo mesmos, inclusive cuidando mais dos seus próprios corpos, se arrumando, passando cremes hidratantes e alcançando o objetivo principal do tratamento: fazendo melhores escolhas alimentares.

CAPÍTULO 3: O ESTIGMA DO PESO

O paradigma atual sobre a visão de saúde, tanto na cultura geral, quanto na área da saúde, é centrado no peso e cria muita injustiça para pessoas em corpos maiores[1]. A guerra contra a "epidemia da obesidade" mais prejudica do que ajuda os indivíduos classificados com essa condição, trazendo traumas emocionais e sociais a esses indivíduos, aumentando a estigmatização e os efeitos negativos sobre a saúde física e emocional. É uma questão de justiça social, que vai além de debater os efeitos biológicos do peso, ou a necessidade médica de emagrecimento[2].

A nossa sociedade carrega um preconceito internalizado sobre corpos maiores, alimentando crenças e estereótipos sobre esses indivíduos[3]. Pense comigo: temos duas pessoas sedentárias e com maus hábitos alimentares (consomem pouca variedade de alimentos, em sua maioria ultraprocessados), entretanto, uma dessas pessoas é gorda e a outra é magra. Qual delas tem maiores chances de sofrer comentários como "mas os seus exames de sangue estão normais? Você não tem colesterol alto?" Com certeza a pessoa gorda. Isso porque o corpo gordo já automaticamente é julgado como "não saudável" e patologizado.

O estigma do peso envolve ações contra pessoas em corpos maiores, e pode causar exclusão e marginalização desses indivíduos, gerando uma desigualdade social, como, por exemplo, quando as pessoas classificadas com obesidade recebem um tratamento de saúde não digno, ou quando são discriminadas em seu ambiente de trabalho ou de estudo. ([4],[5])

O estigma do peso se manifesta de diversas maneiras: é assumir que uma pessoa não é saudável exclusivamente com base na sua forma corporal[5], é culpabilizar apenas o indivíduo pelo seu peso, é rotular pessoas gordas como sedentárias (lembrando que "gordo/a" e não é um adjetivo pejorativo, é apenas uma característica, assim como "magro/a" não é elogio), sem força de vontade, preguiçosas, "sem vergonha" e que realizam más escolhas alimentares. O estigma do peso também se manifesta como gordofobia e pavor em engordar. Mais exemplos de estigma do peso são ([7],[8]):

- Pessoas não acreditam no seu potencial por causa do seu peso;
- Ser ridicularizado por colegas na escola ou trabalho devido ao seu tamanho / forma;
- Comentários negativos dos médicos sobre o seu peso (mesmo que não tenha ido a uma consulta com o objetivo de perder peso ou emagrecer);
- Encontrar barreiras físicas e obstáculos (por exemplo, acomodações públicas pequenas);
- Ter familiares que ficam constrangidos pelo seu tamanho;
- Ser evitado, excluído, ignorado;

- Sofrer olhares julgadores;
- Ter empregos e promoções negadas;
- Sofrer pressões para perder peso ou para ser magro;
- Pagar mais caro em planos de saúde de acordo com o seu IMC (índice de massa corporal);
- Parabenizar pessoas pelo seu emagrecimento;
- Mais recentemente, pelo fato de pessoas estarem com mais medo de engordar durante o isolamento social durante a pandemia do Coronavírus, do que da própria doença causada pelo vírus.

Encontramos o estigma do peso presente nos mais diversos locais: dentro dos consultórios médicos e hospitais, nas rodas de amigos, entre familiares, no mercado de trabalho, em academias, através de piadas virais em grupos de *Whatsapp* e em outras redes sociais.

O estigma do peso pode ser observado também através da falta de acessibilidade em locais públicos, como catracas, assentos de avião, cadeiras de cinema, ou através da dificuldade em encontrar roupas adequadas em lojas convencionais.

Narrativas populares sobre obesidade contribuem para o estigma do peso pelo fato de simplificarem as causas da obesidade, e por afirmarem que soluções simples levariam a resultados rápidos, sustentáveis e duradouros (como por exemplo "coma menos e se exercite mais"), definindo assim expectativas irrealistas e mascarando os desafios que pessoas com obesidade podem enfrentar. Tais narrativas, muitas vezes, focam a discussão em torno de comportamentos individuais, enquanto negligenciam e desconsideram importantes aspectos biológicos, sociais e fatores ambientais.[9]

O que é pouco difundido na nossa sociedade é o fato de que a obesidade, na verdade, é uma doença multifatorial, sendo o ganho de peso resultado de diversos fatores biológicos, sociais, psicológicos e ambientais, como por exemplo: genética, classe social, disfunções hormonais, o uso de medicamentos, qualidade do sono, saúde mental e o fácil acesso a alimentos ultraprocessados.

A mídia costuma perpetuar retratos estereotipados de pessoas que vivem com obesidade e reforçam o social aceitabilidade do viés de peso. Um estudo dos Estados Unidos mostrou que 72% das imagens e 77% dos vídeos veiculados na mídia são estigmatizantes[10] . Um estudo europeu mostrou que a mídia atribui uma responsabilidade individual aos indivíduos com obesidade, contribuindo para uma cultura baseada em estigma do peso e gordofobia.[11] Outro estudo mostrou que grande parte das discussões sobre obesidade nas mídias sociais, como *Twitter* e *Facebook*, têm natureza gordofóbica[12].

Constranger e fazer *bullying* com pessoas por causa do peso ou suas escolhas alimentares é uma prática utilizada pela mídia com o objetivo de motivar pessoas a mudarem seus hábitos. Entretanto, um estudo mostra que fazer *fat-shaming* tem o efeito oposto[13]. O constrangimento causa estresse e pode levar as pessoas a comer em excesso e evitar atividade física[14].

Assim como outras formas de opressão (como o preconceito racial, de orientação sexual e de gênero), o estigma do peso está associado a prejuízos psicológicos e físicos[15]. Algumas das consequências negativas para a saúde física e psicológica dos indivíduos que sofrem com estigma do peso são[10]:

- insatisfação corporal;
- baixa autoestima e autoconfiança;
- sentimentos de inutilidade e solidão;
- pensamentos suicidas;
- depressão, ansiedade;
- padrões alimentares inadequados (comer transtornado e transtornos alimentares);
- evitar a prática de atividade física;
- doenças metabólicas e cardiovasculares associadas ao estresse;
- esquivar-se de cuidados médicos (pelo fato de serem

constrangidos pelos mesmos por causa de sua forma corporal).

Quanto maior o estigma do peso, mais difícil é sair do ciclo vicioso que leva, cada vez mais, ao ganho de peso, ilustrado pela figura a seguir:

Figura 1: O Ciclo Vicioso do Estigma do Peso

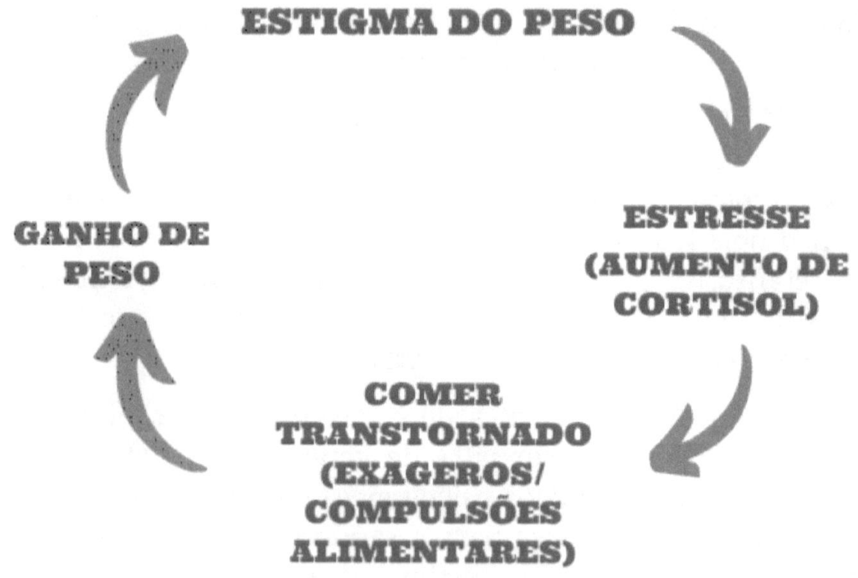

Fonte: adaptada de A. Janet Tomiyama, Weight stigma is stressful. A review of evidence for the Cyclic Obesity/Weight-Based Stigma model, Appetite (2014)

O estigma da obesidade praticado por profissionais da saúde também pode afetar a qualidade do atendimento para pacientes com obesidade, levando a um pior quadro de saúde e aumento do risco de mortalidade.[16]

Vivenciamos o estigma do peso ainda no ano de 2020, em meio a pandemia do coronavírus, ao sermos bombardeados nas redes sociais por uma chuva de memes, fotos e vídeos gordofóbicos, atribuindo o ganho de peso ao fato de termos que ficar de quarentena em casa, durante o período de *lockdown*, somente pelo fato de termos o nosso estilo de vida alterado neste período.

Esse tipo de publicação reafirma o estereótipo de que pessoas em corpos maiores são preguiçosas, sem força de vontade, sedentárias e que fazem más escolhas alimentares (o que nem sempre é verdade), já que ilustram personagens caricatas, que sempre estão consumindo alimentos "proibidos" e "engordativos", reafirmando ainda a dicotomização entre alimentos bons ou ruins (que é uma prática prejudicial ao nosso comportamento alimentar, como discutido no <u>Capítulo 2</u>).

Como discutimos, a reafirmação dessas ideias é prejudicial, já que:

- o ganho de peso é multifatorial (não é apenas determinado pela alimentação e atividade física);
- pessoas classificadas com "sobrepeso" e "obesidade" pode sim ser saudáveis;
- o preconceito e bullying com pessoas em corpos maiores prejudica a saúde mental e física destes indivíduos;
- reforçam a ideia de que pessoas em corpos maiores são fracassadas;
- reforçam o medo em engordar, que é um grande fator mantenedor para transtornos alimentares e de comer transtornado;
- a dicotomização dos alimentos (separá-los entre bons e ruins) dificulta a relação das pessoas com a comida, causando muita desinformação, medo e ansiedade na hora de comer.

O preconceito com pessoas consideradas "fora do padrão", ou o medo de que alguém se torne "fora do padrão" é resultado da cultura da dieta e da obsessão da sociedade com a magreza. Existem muitas crenças ao redor do peso e forma corporal que devem ser desmistificadas, pois todos os tipos de corpos podem ser saudáveis.

Em minha prática clínica, não é raro eu receber relato de pacientes que já sofreram algum tipo de gordofobia e estigma do peso advindos de profissionais da saúde.

Tive uma paciente, que estava se recuperando de um transtorno alimentar e foi diagnosticada com Síndrome dos Ovários Policísticos (SOP) pela sua ginecologista. Antes de continuar a história, vou contextualizar brevemente o que é a SOP.

A SOP é um distúrbio hormonal muito comum, caracterizado pela superprodução de hormônios andrógenos e que acomete em torno de 5 a 10% da população feminina em idade fértil. Não se sabe a causa exata da síndrome, mas alguns fatores de risco estão relacionados à incidência da doença, como: resistência à insulina, histórico familiar e baixo peso ao nascer. [18]

Os principais sintomas da SOP são: alterações menstruais, hirsutismo, ganho de peso, resistência insulínica, acne, infertilidade, depressão e queda de cabelo. Devido à presença de sintomas como ganho de peso e resistência insulínica, são prescritas como principal tratamento desse distúrbio: dietas restritivas e a prática de atividade física.[19]

Consequentemente, novos estudos sugerem um risco aumentado de comer transtornado e transtornos alimentares em mulheres que sofrem de SOP, já que as alterações hormonais estão relacionadas a um maior apetite, dificuldade de controle de impulsos e insatisfação corporal[18]. Dessa forma, após o diagnóstico da síndrome, as orientações de restrição alimentar podem levar ao desenvolvimento de exageros ou compulsões alimentares[20] e ao consequente aumento de peso, piorando a sintomatologia da SOP, o que mostra a importância de uma nutrição gentil e sem estigma do peso no tratamento dessa doença[23].

Voltando ao caso, minha paciente, que estava na jornada de recuperação de uma Bulimia Nervosa, um tipo de transtorno alimentar, onde há muita preocupação com o peso e com a forma corporal, com o que se come, e onde há o uso de comportamentos compensatórios inapropriados (que causa muito sofrimento e prejuízo à saúde física). Neste tipo de transtorno, os pacientes não possuem obrigatoriamente um baixo peso, então, a médica calculou Índice de Massa Corporal (IMC) dessa paciente e arregalou os olhos dizendo: "você está com sobrepeso!" (como se ela tivesse cometido um crime) e a orientou a cortar alimentos de sua dieta. Felizmente, minha paciente já estava há bastante tempo tratando o seu transtorno alimentar, e este comentário estigmatizado não a afetou como poderia afetar em um início de tratamento. Mesmo assim, este comentário fez com que ela tivesse uma pequena recaída e voltasse a ter compulsões alimentares.

Outro caso que gostaria de expor é de uma outra paciente que teve uma recaída provocada por um profissional de saúde, que também estava se curando de uma Bulimia Nervosa. Esta paciente foi a um clínico geral para receber orientações para melhorar uma dor de ouvido, que a incomodava por um bom tempo. Esse médico também pesou e mediu a paciente, exclamando que, de acordo com o IMC, ela estava classificada com sobrepeso, e solicitando que a paciente "cortasse pães" do seu cardápio diário (aqui gostaria de lembrar que de acordo com a Lei No 8.234, de 17 de Setembro de 1992 que regulamenta a profissão de Nutricionista e determina outras providências, Art. 3º: prescrever dietas é uma atividade privativa do nutricionista), fazendo, também com que essa paciente tivesse uma recaída durante o tratamento.

Com isso, quero mostrar a importância de se procurar profissionais da saúde mais acolhedores e inclusivos, que não seguem a cultura da dieta e não possuem estigma do peso. IMC não é indicativo de saúde. Este índice pode estar relacionado, mas não é a causa de consequências negativas para a saúde[2].

Abordagens mais inclusivas, baseadas em evidências científicas, e que não reforçam o estigma do peso estão ganhando cada vez mais destaque na área da saúde. Encorajo você a procurar profissionais de saúde atualizados com essas abordagens.

IMC não é indicativo de saúde

O IMC é um cálculo feito com base no peso e na altura de um indivíduo adulto. Esse cálculo foi criado por um matemático no século XIX com o objetivo de avaliar diferentes graus de obesidade dos adultos de uma população com o objetivo de auxiliar o governo na criação de políticas de saúde pública.[1]

Através do resultado deste cálculo matemático é possível classificar se um adulto está em condições de baixo peso, eutrofia, sobrepeso, ou diferentes graus de obesidade[2]. O objetivo do IMC era classificar o peso de uma população - e não avaliar a condição de um indivíduo sozinho. Esse cálculo pode até ser interessante para estudos populacionais, visando melhorias na saúde pública, mas não serve para indicar saúde de somente um indivíduo.

Frequentemente, o IMC é utilizado como uma ferramenta para apontar dedos e culpar um indivíduo pelo seu peso. A cultura da dieta acredita que o IMC é um fator motivador para o emagrecimento (claro, na mentalidade arcaica e desatualizada de que quanto mais magro, mais saudável).

Classificar obesidade ou sobrepeso através do IMC não indica falta de saúde, porque não leva em conta a proporção de massa muscular, o nível de atividade física do indivíduo, a proporção do tecido adiposo, a qualidade da alimentação, a estrutura do indivíduo (proporções e tamanho dos ossos), além de não diferenciar gênero, idade, etnia, perfil metabólico, genética, status socioeconômico, ou qualquer outro fator que impacte a saúde[3]. Outros indicativos de saúde devem ser investigados, como:

- exames de sangue;
- pressão arterial;
- alimentação;
- histórico do paciente;
- densitometria óssea;
- nível de atividade física.

Curiosamente, em 1998, o NIH (um órgão de saúde americano) mudou a classificação da categoria "sobrepeso" de 27.8 para 25. E assim, do dia para a noite, pessoas que tinham o IMC entre 25 e 27.8 passaram da classificação de eutrofia para sobrepeso e de sobrepeso para obesidade, sem nem terem ganhado peso nem nada. E adivinha quem patrocinou a conferência na qual foi tomada essa decisão? Indústrias farmacêuticas que vendem remédios com foco em emagrecimento.([6];[7]). Este episódio pode ser um dos grandes colaboradores para o surgimento da "epidemia da obesidade", e traz um grande indício de que tal epidemia foi fabricada visando interesses em ganhos econômicos, e não a promoção da saúde.

Com o estigma do peso tão forte em nossa cultura, as classificações "sobrepeso" e "obesidade" são patologizadas e associadas a más condições de saúde. Por este motivo, prefiro não utilizar tais classificações, a não ser que me refira a estudos especificamente sobre IMC. Palavras como "obeso" e "acima do peso" são problemáticas, já que não existe um "peso ideal", e sim, um peso condizente com o histórico do paciente, e acabam sendo julgadoras, e contribuem para lucro da indústria da dieta.[11]

Peso não é um comportamento. Nem sempre a forma corporal de uma pessoa reflete bons ou maus hábitos alimentares, sedentarismo ou problemas de saúde.[12]

Quando se fala em IMC, é importante ressaltar também que a utilização de termos como "obeso" ou "acima do peso" estigmatizam pessoas em corpos maiores e patologizam corpos maiores, tratando-os como doentes, e como discutido anteriormente, isso traz mais danos a esses indivíduos, do que o próprio peso em si. Dessa forma, devemos enfatizar que a forma corporal é uma característica neutra (sem julgamento ou carga moral), portanto neste livro, estes termos são substituídos por "pessoas em corpos maiores"[13].

Também é importante ressaltar a história por trás da classificação da obesidade como uma doença. Essa discussão se deu em 2013, durante a reunião anual da *American Medical Associtaion* (AMA). Nesta reunião, o órgão americano ignorou as recomendações de seu Comitê de Ciências e Saúde Pública, que defendia que a obesidade **não deveria** ser classificada como uma doença, principalmente pelo fato do IMC não ser um bom indicador de saúde[13]. Outros motivos mostrados pelo comitê para defender que obesidade não deveria ser classificada como uma doença foram([14;15]):

- não possui sintomas;
- nem sempre essa condição é prejudicial à saúde;
- perpetua o estigma do peso;
- coloca pessoas nesta condição em tratamentos desnecessários.

Nenhum desses argumentos, baseados em evidências científicas, foi suficiente para comover a AMA, muito provavelmente porque, para as indústrias farmacêuticas, da dieta e da beleza, classificar obesidade como uma doença seria muito mais interessante financeiramente, já que ao ter essa classificação, pessoas seriam mais elegíveis para o tratamento, e os médicos poderiam cobrar mais ao atendê-los, além da padronização de tratamentos e reembolsos([14;16]).

Saúde em todos os tamanhos (Health at Every Size)

O estado de saúde não deveria ser utilizado para julgar, oprimir ou determinar o valor de um indivíduo. A abordagem *Health at*

Every Size® (HAES®) é uma alternativa que não foca em peso, circunferências ou IMC para os tratamentos de saúde. Também é uma abordagem com o objetivo de promover aceitação corporal, acabar com a discriminação com base no peso e ainda lutar contra a obsessão cultural pela magreza.[17]

A abordagem HAES promove um estilo de vida saudável, com uma alimentação equilibrada, atividade física prazerosa e respeito pela diversidade de corpos, em todas as suas formas e tamanhos. Essa abordagem foi desenvolvida nos anos 90 por nutricionistas e terapeutas americanos que apoiavam o movimento de liberação corporal. O desenvolvimento dessa abordagem seguiu uma crescente onda de evidências científicas que mostravam que o emagrecimento intencional não funciona e denunciavam os prejuízos resultantes do crescente estigma do peso na sociedade e nos cuidados com a saúde.

Existem cinco princípios que definem a abordagem *Health at Every Size* ®[17]:

- Inclusão: aceitação e respeito à diversidade de corpos em todas as suas formas e tamanhos e rejeição da patologização e idealização de pesos específicos;
- Melhoria da saúde: apoio às políticas de saúde que melhorem e igualem o acesso a informações, serviços e práticas pessoais, visando o bem-estar, atendendo às necessidades físicas, econômicas, sociais, espirituais e emocionais;
- Nutrição visando o bem-estar: promover uma alimentação flexível e individualizada com base nos sinais de fome, saciedade, necessidades nutricionais e prazer, em vez de uma alimentação guiada por regras externas (como planos alimentares) e com foco no controle de peso;
- Respeito: reconhecer preconceitos e trabalhar para acabar com a discriminação baseada no peso, fornecendo informações que indiquem que o status socioeconômico, raça, gênero, orientação sexual, idade e outros fatores

impactam no peso;

- Promover atividades físicas prazerosas: incentivar atividades físicas que permitam que pessoas de todos os tamanhos, habilidades e interesses se envolvam em movimentos agradáveis, na intensidade que desejarem, sem o objetivo de perder peso.

Estudos mostram que intervenções baseadas na abordagem HAES® promovem benefícios para a saúde a longo prazo, como [18-22]:

- melhora na qualidade alimentar;
- menor restrição alimentar;
- menores índices de exageros e compulsões alimentares;
- melhora na saúde mental;
- aumento da prática de atividade física;
- melhora no perfil lipídico (diminuição dos índices de "colesterol ruim");
- menores índices de insatisfação corporal;
- menores riscos de desenvolvimento de doenças cardiovasculares e diabetes tipo 2;
- diminuição da pressão arterial;
- maior autoestima.

Ao contrário da cultura da dieta, a abordagem HAES® não se fundamenta nas premissas do salutarismo. Dessa forma, essa abordagem não defende a ideia de que "tudo bem existirem pessoas em corpos maiores, contanto que sejam saudáveis", pois pessoas não precisam buscar saúde para provar o seu valor, pois muitas vezes a saúde vai além do nosso controle, é reflexo de diversos fatores como classe social, genética, estigma do peso, entre outros.

Abordagens de cuidados com a saúde centradas no peso podem trazer mais prejuízos do que benefícios à saúde, tanto física quanto mental. Ilustrado no quadro abaixo, estão as principais divergências entre a abordagem HAES® e uma abordagem focada em peso e emagrecimento[23]:

Quadro 1: Saúde em todos os tamanhos x Abordagem com foco em peso e emagrecimento

Saúde em Todos os Tamanhos (*Health at Every Size®*)	Abordagem com foco em peso e emagrecimento
Maiores índices de IMC podem estar correlacionados, mas não são a causa de problemas de saúde	Maiores índices de IMC causam problemas de saúde
Pessoas possuem pouco controle a longo prazo sobre seu peso	Força, foco e fé determinam o peso
O emagrecimento não é uma forma de promoção de saúde	O emagrecimento é uma forma de promoção de saúde
Nutrição e atividade física são desempenhadas com o objetivo de alcançar o bem-estar	Nutrição e atividade física são desempenhadas com o objetivo de emagrecer

Fonte: adaptado de Harrison, C. Debate: A Conversation on Weight Management and Health at Every Size®. FNCE slides, 2018

A abordagem HAES® é sobre promover o autocuidado, ao invés de promover o autocontrole, como a cultura da dieta prega.

O papel do nutricionista, ao utilizar a abordagem HAES®, é ajudar os pacientes na sua relação com o corpo e a comida, ajudá-los a encontrarem profissionais da saúde que não possuem preconceito com o peso, a se recuperarem das consequências do estigma do peso e a desempenharem comportamentos que promovam saúde.

Ser a favor da diversidade de

corpos é romantizar a obesidade?

"Primeiro eles te ignoram, depois riem de você, depois brigam, e então você vence" - Gandhi

Por causa da internalização do estigma do peso na nossa sociedade, à medida em que surgem abordagens e profissionais mais inclusivos a todos os tamanhos de corpos, observamos grande resistência por parte da população e de outros profissionais da saúde. Este movimento me faz lembrar esta famosa frase de Gandhi (citada acima): estamos na fase onde pessoas brigam e são resistentes a essas novas abordagens. Com isso, inúmeros argumentos são dados para que pessoas gordas continuem sendo oprimidas, e para que continuem se sentindo inadequadas e marginalizadas em nossa sociedade.

Para cada estudo de qualidade (randomizados controlados, com grande amostragem) que mostram os prejuízos do estigma do peso, surgem dez novos estudos - na maioria das vezes, com evidência anedótica (ou, como é a maioria dos casos, com estudos feitos em animais) - com resultados que vão contra intervenções inclusivas e a favor da cultura da dieta. É importante termos senso crítico sobre esses estudos e questionar sua validação científica. Essa resistência agressiva só mostra o quanto as pessoas que lutam contra abordagens inclusivas baseadas em evidências precisam se informar e se atualizar.

Abordagens que vão contra a cultura da dieta e a favor da diversidade de corpos são acusadas como "promotoras da obesidade", mas a realidade é que essas abordagens incentivam pessoas de todos os tipos de corpos e tamanhos a fazerem melhores escolhas alimentares e movimentarem o seu corpo em busca de saúde, sem se sentirem discriminadas.

Alguns dos principais argumentos sobre os problemas

associados a maiores índices de IMC, são: riscos cardiovasculares, problemas para se locomover, problemas em joelhos e articulações, falta de fôlego.

Como visto anteriormente neste capítulo, para a saúde metabólica e cardiovascular, constranger pessoas em corpos maiores só leva ao efeito contrário: contribui ainda mais para o ganho de peso, para más escolhas alimentares e para que fujam dos exercícios físicos. Dessa forma, o constrangimento ao afirmar que essas pessoas estão "erradas" por possuírem a forma corporal que possuem causa danos à saúde física e mental e está longe de ser um incentivo para mudança.

Sobre os problemas nas articulações causados pelo "excesso de peso". Vamos partir do seguinte raciocínio: uma pessoa magra vai ao médico com dores no joelho. O que acontece? O médico trata o joelho no seu estágio inicial, ainda nos primeiros sinais de dor e inflamação. Agora se uma pessoa gorda for ao médico para tratar a mesma dor no joelho, o que acontece? O médico acusa que a sua dor no joelho é causada pelo "sobrepeso" e que a pessoa deveria perder peso para aliviar suas dores. Percebam que o tratamento é diferente, enquanto uma pessoa magra é operada logo de cara, a pessoa gorda é induzida a perder peso. Um detalhe importante: quais práticas são defendidas pela cultura da dieta como melhor maneira de perda de peso? 1- Dietas restritivas (que não são sustentáveis a longo prazo e ainda podem levar ao ganho de peso) 2- Através de exercícios físicos, principalmente aeróbicos, que pioram o quadro de dor no joelho. Ou seja, a pessoa gorda sai com orientações que pioram sua dor no joelho e seu estado de saúde físico e mental. Moral da história: uma pessoa magra recebe tratamento digno para a sua dor no joelho apenas porque é magra, e não é culpada por isso, enquanto é deduzido que a pessoa gorda possui dor no joelho exclusivamente por causa do seu peso, enquanto existem inúmeras causas para que dores no joelho apareçam: exercícios físicos intensos, postura, lesões, a maneira de sentar, entre outros.[1]

Precisamos entender que o nosso corpo não é o problema. O problema é que existe a cultura da dieta, e essa cultura é uma forma de opressão que rouba nossos direitos humanos. O que deveríamos fazer é parar de romantizar o comer transtornado, pois não é nada saudável restringir a alimentação, sentir medo de certos alimentos e fazer exercícios físicos compensatórios ou como punição.

Obsessão pelo peso

O hábito de se pesar frequentemente pode gerar ansiedade (o que afeta o comportamento alimentar) e atribuir ao peso um grande valor, sendo que o peso naturalmente flutua muito ao longo do dia por diversos motivos, além de que existem outros indicativos de saúde. A composição corporal varia muito, os músculos são bem mais pesados do que gordura, e às vezes "engordar" na balança não necessariamente indica acumular mais gordura. Em alguns momentos da vida, é interessante ter uma noção do peso, mas temos que tomar cuidado para que isso não vire uma obsessão, ou carregue uma carga moral.

Uma das ferramentas clássicas da cultura da dieta é o fato de as pessoas manterem balanças em casa (na maioria das vezes, no banheiro). Manter uma balança em casa não nos traz nenhum benefício, muito pelo contrário, atrela o nosso valor a um número aleatório que não diz nada sobre quem somos[1].

Hoje em dia, pessoas confiam mais em aplicativos de celular, que contam calorias e controlam o que devem comer, do que em seus próprios corpos e em seus próprios sinais de fome e saciedade, acreditando que se não controlarem obsessivamente sua alimentação, a quantidade de exercícios físicos e o seu peso, o seu corpo sairá do controle e não pararão de engordar. Isso é uma grande bobagem, quanto mais nos controlamos, mais nos descontrolamos com comida, ou passamos a fazer exercícios compulsivamente para compensar, sem que nenhuma dessas atividades (comer ou movimentar-se) seja prazerosa.. Quanto maior o controle, maior o descontrole.

Outra forma de controlar o nosso peso, ensinada pela cultura da dieta, é o fato de as pessoas guardarem roupas que não as servem mais, ou usarem roupas apertadas para que voltem a usá-las "quando emagrecerem". Desde quando se sentir desconfortável em uma roupa, ou se culpar por não caber mais em uma calça jeans é um fator de motivação? Muito pelo contrário, essa técnica só nos coloca para baixo. No Brasil há tanta gente precisando de roupas, que deveríamos doar tudo o que não nos serve.

Na cultura da dieta, fazer exercícios físicos e controlar o que comemos é visto como uma forma de manutenção do peso, entretanto, se precisamos fazer um grande esforço para nos mantermos em determinado peso, ou para alcançarmos o "peso ideal", este peso em questão está longe de ser um peso saudável e natural para o nosso corpo.

E como saber qual é o nosso peso natural? O peso natural é o peso que alcançamos quando[2]:

- deixamos de fazer restrições na nossa alimentação;
- não temos episódios de exagero ou de compulsão alimentar;
- fazemos exercício por prazer e diversão;
- dormimos bem;
- lidamos bem com os estresses do dia a dia;
- não utilizamos a comida para confortar emoções;
- respeitamos as nossas sensações de fome e saciedade;
- fazemos escolhas alimentares que nos nutrem e que nos fazem bem física e emocionalmente.

Em algumas situações, o peso é importante, como quando estamos acompanhando a evolução de um paciente que vem se recuperando de um transtorno alimentar restritivo ou de compulsão por exercícios físicos. Nestes casos também é importante que o paciente não realize atividades físicas até ter a sua relação com a comida, com o corpo e com exercícios físicos normalizada.

O foco no peso e o emagrecimento intencional interfere e piora o relacionamento das pessoas com a comida. Grande parte das pessoas que perdem peso intencionalmente utilizam métodos pouco saudáveis, como exercícios físicos compulsivos e restrições, ou seja, comportamentos que caracterizam um comer transtornado, mesmo os que alegam seguir uma dieta mais flexível.

Neste sentido, elogiar um emagrecimento é problemático, pois pode significar aplaudir um comer transtornado e uma má relação com a alimentação. Mais do que isso, a perda de peso nem sempre é intencional, também pode ser uma consequência de um problema de saúde, de luto, de falta de segurança na alimentação (muito evidenciado no Brasil em 2021, já que a cesta básica está custando mais da metade de um salário mínimo). Ao elogiar um emagrecimento, podemos, na verdade, estar lembrando uma pessoa de uma péssima experiência[1].

Fotos "Antes e Depois"

No que diz respeito à alimentação e ao corpo, existem muitas problemáticas envolvidas relacionadas a publicações de fotos no estilo "antes e depois". Não é permitido, pelo Código de Ética dos Nutricionistas, utilizarem fotos de "antes e depois" de seus pacientes como uma forma de propaganda do seu serviço:

Art. 58 É vedado ao nutricionista, mesmo com autorização concedida por escrito, divulgar imagem corporal de si ou de terceiros, atribuindo resultados a produtos, equipamentos, técnicas, protocolos, pois podem não apresentar o mesmo resultado para todos e oferecer risco à saúde

A primeira problemática, e a mais grave delas, é o fato desse tipo de foto atribuir apenas o emagrecimento como indicativo de sucesso de um tratamento nutricional, reforçando ainda mais o estereótipo do profissional nutricionista como "emagrecedor", resumindo a profissão do nutricionista unicamente a fins estéticos e associando erroneamente o emagrecimento à saúde. Como discutido neste capítulo (e neste livro inteiro), peso não é indicativo de saúde.

Além disso, as fotos de "antes e depois" atribuem uma ideia de que o serviço prestado pelo nutricionista é um tratamento milagroso. A foto divulgada pode ser o único caso de sucesso, dentre inúmeros pacientes do profissional de saúde. Não sabemos também se o paciente exposto na foto possui um perfil metabólico saudável ou uma boa relação com a comida.

O pior de tudo é que as fotos "antes e depois" invalidam os tipos de corpos pertencentes ao "antes", aumentando a insatisfação corporal de pessoas com corpos parecidos, podendo resultar em um comer transtornado e fazendo com que estas pessoas deixem de buscar um tratamento de saúde de qualidade, com medo de serem hostilizadas. Os tipos de corpos retratados nas fotos "antes", além de serem invalidados, também trazem a sensação de fracasso, opondo-se ao sucesso dos tipos de corpos retratados na imagem "depois".

Existe uma diversidade de corpos e cada indivíduo é único. Os resultados de uma consulta nutricional variam de pessoa para pessoa e as metas atingidas que deveriam ser de fato exaltadas são a de um perfil metabólico saudável e uma relação de paz com a comida e o corpo.

Emagrecimento rápido
a qualquer custo

Focar em melhorar a saúde e focar em emagrecimento são coisas opostas. Algumas melhorias no âmbito da saúde podem ser vistas em um programa de emagrecimento, entretanto, não por muito tempo, já que dietas restritivas não são sustentáveis, e manter o peso perdido é um grande desafio, devido a todas as adaptações biológicas do nosso corpo que são desencadeadas em uma situação de escassez e restrição (como será discutido no Capítulo 4).

A autoestima de uma pessoa não deveria estar associada ao seu peso ou à sua aparência. Trabalhar a autoimagem corporal não tem nada a ver com o ato de tentar manipular o corpo para alcançar um ideal de magreza. É um processo interno. Sim, as pessoas são livres para fazerem o que quiserem com os seus próprios corpos, inclusive emagrecer. Faz todo sentido que uma pessoa que vive em um corpo marginalizado pela sociedade queira emagrecer para se encaixar nos padrões de beleza. O problema é que esse desejo de emagrecimento é desencadeado por uma gordofobia internalizada. Sendo assim, é impossível promover a perda de peso sem promover gordofobia.

Um estudo publicado na revista Obesity em 2016 avaliou as adaptações metabólicas dos competidores do programa americano "The Biggest Loser", após 6 anos do término do programa. "The Biggest Loser" foi um reality show da TV americana veiculado entre 2004 e 2016, que recrutava participantes classificados com sobrepeso e obesidade em uma competição, onde o ganhador levaria um prêmio em dinheiro caso tivesse o maior percentual de emagrecimento, comparado ao seu peso inicial.

Os pesquisadores observaram que a maioria dos competidores recuperou todo o peso perdido durante o programa, devido às adaptações metabólicas do corpo a uma dieta restritiva, como o aumento da sensação de fome (devido a alterações no sistema endócrino) e diminuição da taxa metabólica basal (a taxa metabólica basal refere-se à quantidade mínima de energia necessária para que o corpo mantenha suas atividades em repouso). [1]

Existe um mito de que se você mantiver uma rotina constante de exercícios, você aumentará o seu metabolismo. Entretanto, o estudo mostrou o contrário - mesmo com os participantes mantendo rotinas de exercícios extremas, sua taxa metabólica basal foi diminuída quase pela metade, e esta taxa metabólica não foi recuperada nem após o reganho de peso.[1]

No Brasil, em meados dos anos 2010, tivemos um quadro no Fantástico, o Medida Certa, onde os apresentadores do Fantástico e algumas celebridades, como o jogador de futebol Ronaldo, tinham o objetivo de adotar um novo estilo de vida em um período de 90 dias, com a ajuda de alguns profissionais da saúde, como profissionais de educação física, médicos e nutricionistas.

Os programas de TV focados em emagrecimento reforçam ainda mais o estigma do peso, estereotipando pessoas em condição de sobrepeso e obesidade como sedentárias, preguiçosas, sem força de vontade e com maus hábitos alimentares, atribuindo à imagem do corpo magro um ar de superioridade, saúde e sucesso.

Privilégio Magro

Você já parou pra pensar nos seus privilégios? Privilégio magro é a capacidade de sentar em cadeiras, passar em catracas e comprar roupas sem se preocupar com o seu tamanho, e sem que pessoas julguem seu estado de saúde exclusivamente por causa do seu tamanho ou forma corporal.

Em meu instagram (*@nutricaorsini*) frequentemente abordo o tema sobre privilégio magro, mas vejo que algumas pessoas não estão preparadas ou não têm o entendimento sobre o que isso significa. Recebo mensagens do tipo: "fale sobre privilégio magro para as criancinhas que passam fome na África", ou "sou muito magra e também não encontro roupas".

Primeiramente, embora a África seja o continente com o maior número de países que compõem o mapa da fome, não é apenas com as crianças africanas que precisamos nos preocupar. Em 2020, o Brasil voltou para o mapa da fome. Precisamos olhar e lutar pela segurança alimentar dentro do nosso próprio país. Outro ponto é que estamos estereotipando e generalizando crianças africanas como crianças desnutridas, o que não é certo. Além disso, a questão não é a fome involuntária, e sim o fato de que pessoas escolhem passar fome voluntariamente por meio de dietas restritivas unicamente para se encaixarem em um padrão de beleza inalcançável.

Segundo, mesmo que você seja magra e tenha dificuldade para encontrar roupas, qualquer peça de roupa de qualquer tamanho que você encontrar pode ser facilmente ajustada ao seu corpo magro. Sim, concordo que isso seja chato e inconveniente. Entretanto, pessoas em corpos maiores não conseguem nem encontrar roupas que possam ser ajustadas aos seus corpos, e essa situação constrangedora pode aumentar ainda mais a insatisfação corporal e afetar o comportamento alimentar de uma pessoa.

Como discutido neste capítulo, já é cientificamente comprovado que o preconceito e a falta de acessibilidade para pessoas com corpos maiores prejudicam a saúde psicológica e física dessas pessoas, aumentando o risco de comer transtornado, diabetes, depressão, ansiedade, insatisfação corporal, além de desmotivar pessoas a realizarem atividade física por prazer, contribuindo para o ganho de peso.

Pessoas gordas são responsabilizadas pela sua forma corporal, entretanto, como visto ao longo deste capítulo, o ganho de peso está associado a diversos fatores (e não apenas da motivação, força de vontade, dieta e exercícios), sendo resultado de fatores biológicos, psicológicos, sociais e ambientais.

O sofrimento de uma pessoa magra que não encontra roupas com caimento "perfeito" não é nada perto do sofrimento de pessoas gordas que, além de não encontrarem roupas que sirvam, são julgadas como "não saudáveis" apenas pela sua forma corporal.

A insatisfação corporal existe em corpos de todos os tamanhos. Em uma simples voltinha no shopping para comprar uma simples calça jeans conseguimos perceber uma grande variação no tamanho das peças. Em um mesmo dia, em uma loja vestimos 40, em outra loja 42 e em outra, 38. Às vezes, vestimos tamanhos diferentes em lojas de uma mesma marca de roupas. Se ficarmos apegados ao tamanho das roupas e aos padrões de beleza, imagine o nosso desespero dentro dos provadores dessas diferentes lojas vendo que o tamanho que achávamos que vestíamos não nos cabe, sendo que nem é uma questão de corpo e sim da falta de padronização de moldes pelas lojas de roupa.

A roupa que precisa caber na gente, e não a gente na roupa!

PARTE II: DESMISTIFICANDO CRENÇAS

CAPÍTULO 4: OS PREJUÍZOS DA DIETA RESTRITIVA

Dietas impõem regras à nossa alimentação, ignoram as nossas sensações de fome e saciedade (já que pré-determinam quantidades permitidas e horários para que possamos nos alimentar) e nos tiram a liberdade de realizar escolhas alimentares sem que sintamos algum tipo de culpa ou ansiedade com as nossas escolhas, restringindo alimentos ou grupo de alimentos da nossa alimentação.

Dietas têm 95% de chance de falharem, isso porque, quando fazemos dieta, ignoramos a nossa fome, fazendo com que o corpo pense que estamos vivendo em um período de escassez, e entra em estado de alerta. Aqui estão algumas adaptações biológicas que seu organismo realiza para se proteger e garantir a sua sobrevivência([1-6]):

- Diminuição do metabolismo: Quando interpreta que estamos em uma situação de risco, o corpo diminui seu metabolismo para "economizar" energia, já que não está recebendo quantidades suficientes de nutrientes através da alimentação;

- Maiores chances de comer compulsivamente: Esse impulso é uma adaptação biológica do nosso organismo em busca de energia, e não uma questão de falta de força de vontade. O hormônio da fome é aumentado e o da saciedade, reduzido;

- Aumento do desejo por alimentos proibidos, obsessão por comida e piora do relacionamento com alimentos: A dieta dicotomiza os alimentos entre "permitidos" e "proibidos", fazendo com que os alimentos considerados proibidos se tornem muito mais atraentes do que na verdade seriam se tivéssemos permissão incondicional para escolher o que vai no nosso prato. Isso nos leva a comer exageradamente certos alimentos quando nos damos permissão (como no "dia do lixo", comportamentos "já que" e "última ceia") e depois sentimos culpa (o que não faz nada bem à nossa saúde mental);

- Otimização dos estoques de gordura: Além de diminuir o metabolismo, outro mecanismo para garantir a integridade do corpo é passar a estocar mais gordura, para que seja utilizada como fonte de energia caso a escassez de alimentos se intensifique;

- Diminuição das percepções de fome e saciedade: Quando estamos de dieta, ignoramos a sensação de fome, e quando nos permitimos comer, não comemos até ficarmos saciados (ou comemos muito além da saciedade);

- Diminuição da proporção de perda de peso a cada nova tentativa de fazer dieta;

- Alteração da composição corporal: passamos a estocar gordura em partes do nosso corpo onde não estocávamos anteriormente, e também pode ocorrer uma diminuição da massa magra (músculos);

- Maiores riscos de desenvolver um transtorno alimentar, pois "nem todos que fazem dieta, desenvolvem um transtorno alimentar, mas todos que têm um transtorno alimentar começaram com uma dieta".

Dessa forma, recuperar o peso após uma dieta restritiva não é "falta de vergonha na cara" ou de "força de vontade", como a cultura da dieta e do bem-estar nos fazem acreditar, e sim uma adaptação natural do nosso organismo, que luta para manter a homeostase do corpo e um peso corporal constante. A curto prazo, as dietas funcionam e as pessoas conseguem alcançar o seu objetivo de emagrecimento, fazendo com que fiquem encantadas com o método que funcionou. Entretanto, ao recuperarem o peso, culpam a si mesmas por não conseguir manter uma dieta, sem questionar a efetividade da dieta. São as dietas que falham, e não nós mesmos.

Os prejuízos causados por dietas restritivas já são bem conhecidos na comunidade científica, mas por que a população não é alertada sobre essas consequências negativas (como é alertada sobre os efeitos colaterais de um medicamento por exemplo) e por que, de tempos em tempos, surge uma nova dieta, ou um novo alimento milagroso e acreditamos piamente neles?

Isso acontece porque a indústria da dieta e do emagrecimento é muito lucrativa. Estima-se que este mercado valha 176 bilhões de dólares, e, segundo projeções, valerá 245 bilhões de dólares até 2022[7]. A cultura da dieta lucra com as nossas inseguranças e com o nosso desejo de sermos perfeitos.

Perdemos a confiança nos nossos próprios corpos a ponto de acreditarmos mais em um aplicativo de celular que conta calorias para nos indicar o que podemos ou não comer do que no nosso próprio corpo, que nasceu com uma capacidade inata para nos indicar quando e o que comer. O maior medo que vejo em meus pacientes é o medo de perder o controle ou apenas comer "besteiras" quando alcançarmos a liberdade incondicional para escolhermos o que comer, sem julgamentos, mas como venho discutindo ao longo de todo este livro, quanto maior o controle, maior o descontrole, e os diversos tipos de restrições (qualitativa, quantitativa e cognitiva = culpa) nos dão maiores gatilhos para comermos em excesso do que se tivermos uma relação de paz com a comida, sem julgamentos e dicotomização.

The Minnesota Starvation Experiment

Um dos estudos mais clássicos que evidencia as consequências da dieta restritiva é o "The Minnesota Starvation Experiment", de 1945. Após a Segunda Guerra Mundial, o cientista Ansel Keys lançou este experimento para entender melhor o impacto da inanição para o corpo e a mente e a melhor maneira para realimentar indivíduos após um período de inanição.

Para a realização do experimento, 36 homens saudáveis foram recrutados. Após um período controle de 12 semanas, durante o qual os homens consumiram uma dieta variada de aproximadamente 3200 calorias por dia, Keys reduziu as calorias ofertadas à população do experimento pela metade. Ao longo de 12 semanas sob essa condição restrita, os homens foram observados e notou-se os seguintes resultados[1]:

1. Obsessão por comida
   - Para os voluntários, os dias começaram a girar

em torno das refeições. Os homens sonhavam com comida, fantasiavam com alimentos calóricos e com alto teor de gordura que não podiam acessar;

- Passavam grande parte do tempo conversando sobre comida e receitas e até trocaram os pôsteres de *pin ups* das paredes de seus quartos por receitas e fotos de comida;

- Alguns homens relataram sentirem prazer apenas em observar outras pessoas comerem.

2. Tendência ao exagero e compulsão alimentar

- Os homens estenderam suas refeições o máximo que puderam, não querendo que esta experiência agradável terminasse, mesmo que a comida do refeitório não fosse tão saborosa;

- Com acesso ilimitado a café e goma de mascar entre as refeições, muitos homens mascavam e bebiam café compulsivamente (este comportamento se assemelha às estratégias para "mascarar a fome", tão frequentes na cultura e mentalidade da dieta);

- Qualquer oportunidade de obter acesso à comida significava que os homens comeriam compulsivamente.

3. Alterações no Humor

- Antes da restrição calórica, a equipe de voluntários era uma equipe animada, que discutia e debatia sobre política e eventos atuais. Entretanto, os voluntários mudaram rapidamente o foco de suas conversas para comida;

- Os homens passaram a ficar mais irritados, ansiosos e retraídos;

- Foi observado um aumento significativo na ansiedade e no pensamento obsessivo.

4. Distorção de Imagem Corporal

- Apesar de sua significativa perda de peso e aparência esquelética, a maioria dos homens não se considerava com baixo peso;
- Na verdade, ao se compararem com outros homens, se referiam a eles como "gordos";
- Alguns homens ficaram preocupados com a área abdominal, expressando desconforto com inchaço, constipação e gases.

Ao observar os resultados deste estudo, conseguimos associá-los aos efeitos colaterais das dietas restritivas. Alguns desses efeitos colaterais são[1]:

- Piora na relação com a comida e pensamentos obsessivos sobre alimentos;
- Exageros alimentares e compulsão alimentar são resultados diretos da restrição alimentar;
- A restrição prolongada a alimentos causa irritabilidade e ansiedade;
- A incapacidade de sustentar uma dieta restritiva não é uma questão de falta de força de vontade: existe um mecanismo biológico para manter um peso corporal consistente.

Antes de me dedicar ao consultório de nutrição, trabalhei por um tempo na área de marketing de uma indústria farmacêutica e a legislação rigorosa sobre propaganda de medicamentos nos limitava muito para fazer qualquer tipo de ação ou conteúdo promocional. Por que o mesmo não é feito com a indústria da dieta?

Hoje em dia o Instagram criou políticas para regulamentar propagandas sobre alimentos milagrosos para emagrecimento, mas ainda vejo muitos posts nessa rede social sobre esses tipos de produtos e divulgação até de chás que tem nomes duvidosos vendidos como milagre para eliminar o inchaço do corpo.

O Efeito Sanfona

Talvez já tenha ficado claro que as dietas não funcionam e que "manter um peso" não é questão de força de vontade, e sim, resultado do seu corpo trabalhando para manter um peso constante e o equilíbrio interno para conseguir realizar suas atividades de maneira harmônica.

Já percebeu que a nossa sociedade normaliza o "emagrecer para..."? Emagrecer para a formatura, emagrecer para o casamento, projeto verão...Emagrecer para certos eventos e recuperar o peso perdido depois de deixar de se restringir pode se enquadrar como efeito sanfona. Ou apenas emagrecer porque nos sentimos inadequados de tempos em tempos também pode ser considerado efeito sanfona.

A ciência tem mostrado que não é apenas a restrição (dieta restritiva) que pode causar danos à nossa saúde física, mas que o efeito sanfona também pode trazer muitas consequências negativas. O efeito sanfona é associado com[1-5]:

- maiores índices de mortalidade;
- maior risco de osteoporose e fraturas de ossos;
- maior risco para desenvolvimento de problemas na vesícula (cólica biliar, colecistite e pedra na vesícula);
- perda de massa muscular;
- hipertensão;
- inflamação crônica;
- maior acúmulo de gordura visceral (o tipo de gordura associada ao aparecimento de diabetes tipo 2 e doenças cardiovasculares).

O efeito sanfona está relacionado também a maiores índices de comer transtornado, problemas de autoestima, estresse, ao comer emocional e ao ganho de peso a longo prazo, já que, como discutido no início deste capítulo, o corpo vai reduzindo sua capacidade de perder peso a cada nova dieta.

O desejo pelo emagrecimento vem do nosso estigma do

peso internalizado, contribuindo para que a gente desenvolva uma imagem corporal negativa e uma necessidade de monitorar a aparência física, fazendo com que pratiquemos comportamentos pouco saudáveis (como restrições intensas) que afetam a nossa saúde física e emocional, já que alimentamos cada vez mais uma relação negativa com o corpo e a comida[1].

O efeito sanfona pode ser melhor explicado através do Ciclo da Dieta restritiva, ilustrado a seguir:

Figura 2: Ciclo da Dieta Restritiva

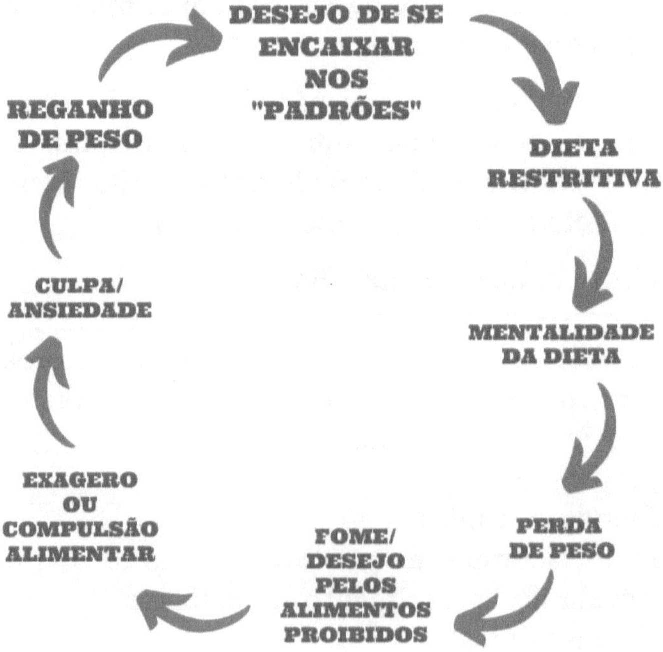

Fonte: Adaptado Alvarenga et al. Transtornos Alimentares e Nutrição: da prevenção ao tratamento. Manole, 2019.

Tudo começa quando uma nova dieta ou um novo "estilo de vida" surge e ficamos encantados com essa nova moda, já que todo mundo está fazendo e parece funcionar para que estejamos dentro dos padrões de beleza. Com isso, seguimos todas as regras impostas por essa nova "moda", cortamos todos os nutrientes, como indicado pela dieta, e passamos a fazer mais exercícios físicos. Essa nova dieta traz consigo novas crenças sobre nutrientes, que muitas vezes são informações científicas que foram distorcidas (o famoso telefone sem fio). Com isso nos tornamos obcecados pelas nossas escolhas alimentares, planejando atentamente nossas refeições e em quais restaurantes a nova dieta nos permite comer, consultando obsessivamente os rótulos de alimentos e contando compulsivamente macronutrientes e calorias para que fiquemos "dentro das regras da dieta".

Como resultado, passamos a enxergar efetivamente uma perda de peso, e vemos o nosso corpo mudar, o que nos encoraja ainda mais a seguir nessa dieta e faz com que nos sintamos bem (essa é a famosa "fase de lua de mel" das dietas). Mas em algum momento, começamos a ter desejos, principalmente pelos alimentos proibidos, e pensamentos por comida passam a ocupar a nossa mente 24 horas por dia (lembrando que, como visto anteriormente, esses desejos são adaptações do corpo à escassez de alimentos). Aos poucos vamos também desanimando de fazer exercícios físicos (que tinham como única finalidade o emagrecimento, e não o relaxamento e bem-estar). Com isso, ligamos o "dane-se" e passamos a atender os nossos desejos alimentares, resultando em exageros e compulsões.

Quando nos damos conta que saímos da dieta, surgem sentimentos ruins dentro de nós, como culpa, ansiedade, raiva e sensação de fracasso, o que, em algumas vezes nos faz comer ainda mais já que "estragamos tudo", fazendo com que recuperemos o peso perdido. Com isso, culpamos a nós mesmos e a nossa força de vontade pelo insucesso da dieta e voltamos novamente a nos restringir, ficando em um eterno *loop* de insatisfação corporal e de uma má relação com a alimentação.

Em resumo, a restrição alimentar, na maioria das vezes, causa um efeito rebote, gerando[2]:

- obsessão por comida e preocupação excessiva com o que se come;
- comer além dos sinais da saciedade;
- perder o controle quando comemos "alimentos proibidos";
- compulsão alimentar;
- utilização de métodos compensatórios quando "furamos a dieta", como exercícios físicos em excesso e mais restrições alimentares;
- sentimento de culpa, vergonha e fracasso ao comer alimentos considerados "proibidos".

Reconhecer que as dietas restritivas causam mais danos do que vantagens é o primeiro passo para estabelecer uma relação mais saudável com o corpo e com os alimentos. Ao longo dos próximos capítulos vamos discutir diversas formas de identificar e lutar contra a mentalidade da dieta para alcançarmos uma alimentação verdadeiramente saudável e balanceada.

Peso e COVID-19

Maiores índices de IMC podem estar correlacionados ao aparecimento de problemas de saúde, mas não são a causa. Em tempos de pandemia, a mídia ainda encontra espaço para disseminar notícias que reforçam o estigma do peso, relacionando índices de IMC à gravidade dos quadros de COVID-19. Como discutido, o estigma do peso por si só já causa mais danos à saúde física e mental.

Os estudos publicados mostram que pessoas em condição de sobrepeso ou obesidade que adquirem COVID-19 apresentam maior risco de mortalidade ([1];[2]). Entretanto, como vimos, não existe nenhum método de emagrecimento intencional rápido e sustentável. Dessa forma, pessoas em corpos maiores devem seguir o mesmo protocolo do resto da população para prevenir a contaminação pelo coronavírus: evitar aglomerações e praticar o isolamento social, fazer o uso de máscaras e higienizar as mãos.

Fazer dietas restritivas é insustentável e ainda pode fazer com que a pessoa entre em um ciclo de efeito sanfona, que, como discutido anteriormente, pode deixar o estado de saúde mais vulnerável.

Precisamos ser críticos pois, muitas vezes, os estudos que promovem um maior estigma do peso são financiados por grandes indústrias farmacêuticas, que vendem produtos voltados para emagrecimento.

Com o lockdown decretado pelos governos para impedir o avanço da pandemia do coronavírus, uma enxurrada de memes e piadas gordofóbicas surgiram e foram altamente compartilhados nas redes sociais.

Essas piadas gordofóbicas vêm nos mais diversos formatos, como vídeos, memes e fotos que levam a entender que as pessoas ganham peso com facilidade durante a quarentena apenas por terem o seu estilo de vida alterado neste período.

O compartilhamento deste tipo de piada não é legal, porque reafirma o estereótipo de que pessoas com obesidade são preguiçosas, sem força de vontade, sedentárias e que fazem más escolhas alimentares, o que nem sempre é verdade.

As publicações geralmente têm personagens caricatas, que sempre estão consumindo alimentos "proibidos" e "engordativos", reafirmando ainda a dicotomização entre alimentos bons e ruins. A dicotomização dos alimentos dificulta a relação das pessoas com a comida, causando muita desinformação, ansiedade e medo na hora de comer.

A reafirmação dessas ideias é prejudicial porque, como discutido anteriormente, a obesidade é uma doença multifatorial e não é determinada apenas pela alimentação e quantidade de atividade física de uma pessoa. Pessoas classificadas com obesidade podem sim ser saudáveis.

É comprovado que o bullying com pessoas com obesidade prejudica a saúde física e mental destes indivíduos. Piadas deste tipo trazem uma ideia de que pessoas nesta condição são fracassadas e ainda reforçam o medo de engordar, que é um grande fator mantenedor para transtornos alimentares.

Pirâmides, nutrição e autoestima

Quando me formei em Nutrição, não me via atuando na área clínica. Nessa época, a nutrição tradicional e abordagens centradas no peso (especialmente abordagens que lutavam contra a "epidemia da obesidade") não eram áreas que me atraíam. Então cismei que minha carreira deveria tomar um novo rumo: fiz uma nova graduação em Marketing e uma Pós-Graduação neste tema também. Este caminho me ensinou muitas coisas, mas ao longo dessa jornada, acabei descobrindo e me encantando com novas abordagens da nutrição, como a Nutrição Comportamental, o Comer Intuitivo, o Mindful Eating e o *Health At Every Size*, fazendo com que abandonasse o Marketing e voltasse a atuar com Nutrição. Ironicamente, hoje vejo que o Marketing, assim como as abordagens de nutrição não centradas no peso, possuem teorias bastante fundamentadas na psicologia, o que mostra que a mudança de área não foi tão radical assim.

Em diversas matérias da minha segunda graduação em Marketing, estudei a Pirâmide da Hierarquia de Necessidades de Maslow[1]. Maslow foi um psicólogo e pesquisador norte americano que defendia que as necessidades humanas precisam ser saciadas de maneira hierárquica, ou seja, só conseguimos alcançar a autorrealização após alcançarmos todas as outras necessidades, começando pelas fisiológicas, sendo uma dessas necessidades a fome.

Dessa forma, é impossível alcançarmos a auto realização

se estamos o tempo todo restringindo a nossa alimentação voluntariamente (visando ganhos estéticos) e passamos fome. Impossível estar bem consigo mesmo e em uma relação de paz com os alimentos e com o corpo se não conseguimos suprir as nossas necessidades humanas mais básicas, como o ato de nos alimentarmos.

Fazer dietas é passar fome. Ficarmos obcecados com a alimentação em detrimento de um ganho estético ou, como muitos defendem, "saúde e bem estar", não é saudável e pode afetar todas as etapas subsequentes da hierarquia de necessidades e nos afastar da autorrealização. Como manter uma boa relação interpessoal com amigos e familiares se estamos sempre fugindo de comemorações que envolvem comidas que consideramos "não saudáveis"? Será que é mais saudável evitarmos tais comidas do que participar dessas reuniões e criarmos laços com amigos e familiares? Como alcançar uma boa autoestima se as nossas crenças sobre alimentação nos levam a odiar os nossos corpos quando quebramos alguma regra da dieta, piorando a nossa autoimagem?

Figura 3: Hierarquia das Necessidades de Maslow

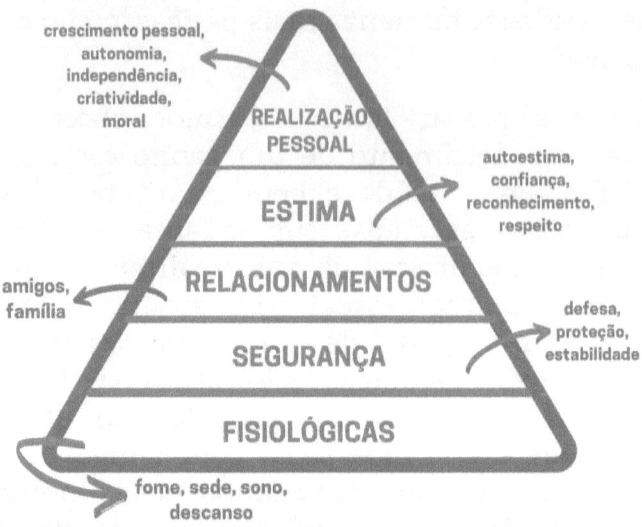

Fonte: Abraham H. Maslow. (1987). Motivation and personality (3rd ed.). New York.

Já, durante a minha graduação em Nutrição, discutimos muito sobre a Pirâmide Alimentar adaptada para a população brasileira, que indica as proporções necessárias de grupos de alimentos para uma alimentação equilibrada [2]. Apesar de a Pirâmide Alimentar representar uma hierarquia, todos os alimentos são considerados, inclusive os demonizados pela sociedade. Se todos os grupos alimentares são incluídos, em diferentes proporções, por que insistimos em banir radicalmente alguns desses alimentos de nossa alimentação diária? Os carboidratos, por exemplo, são a base da pirâmide alimentar e a principal fonte de energia utilizada pelo cérebro e mesmo assim são vistos como vilões na nossa sociedade. Observem que nenhum alimento é rotulado como proibido ou tóxico, e que é tudo uma questão de contexto, frequência e quantidade.

Figura 4: Pirâmide Alimentar

PIRÂMIDE ALIMENTAR

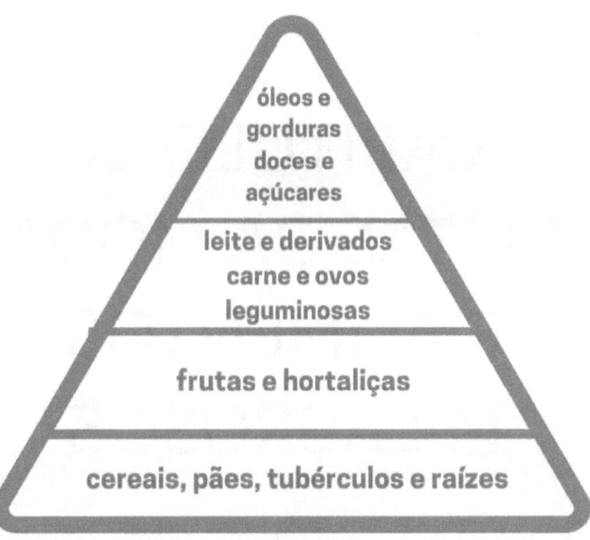

Fonte: PHILIPPI, Sonia Tucunduva et al . Pirâmide alimentar adaptada: guia para escolha dos alimentos. *Rev. Nutr.*, Campinas , v. 12, n. 1, p. 65-80, Apr. 1999

CAPÍTULO 5: DIETAS DA MODA E ALIMENTOS MILAGROSOS

"Pensar no alimento como um simples e puro combustível é interpretá-lo mal"

– MICHAEL POLLAN

Como discutido na introdução deste livro, com o avanço da ciência da nutrição todo o conhecimento adquirido sobre alimentos e nutrientes e suas consequências para a saúde humana foi distorcido, descontextualizado e, descontroladamente (e até imprudentemente), propagado pelos mais diversos tipos de mídia - televisão, revistas, jornais, blogs e, mais recentemente, influenciadores digitais - gerando muita confusão e fazendo com que diversas crenças com baixo nível de evidência científica fossem internalizadas e enraizadas pela população.

A partir dessas crenças, surgem novas dietas e alimentos supervalorizados que são popularizados como soluções milagrosas para o emagrecimento. As dietas da moda são atrativas por serem novidades, nos dando esperança de que este novo método irá funcionar. A verdade é que, como vimos no capítulo anterior, todas as dietas incentivam algum tipo de restrição alimentar e essa restrição faz com que essas dietas sejam insustentáveis e pouco efetivas a longo prazo, já que o próprio corpo ativa mecanismos para manter a homeostase (o equilíbrio das suas reações internas) e um peso estável.

Já os alimentos milagrosos geralmente possuem altos preços, e são vendidos como soluções mágicas e rápidas que podem levar ao emagrecimento ou à potencialização da saúde. Ao longo dos anos, diversos alimentos milagrosos estiveram em destaque, como: óleo de coco, quinoa, ração humana, *goji berry*, chia, linhaça, entre outros.

Ainda seguindo crenças da cultura da dieta, novos modelos de negócios surgem, como confeitarias e pizzarias que dizem não promover culpa, já que oferecem em seus cardápios alimentos considerados "limpos" pela cultura da dieta (geralmente sem glúten, sem lactose e sem açúcar). Outro modelo de negócio muito comum são lojas que vendem shakes substitutos de refeições.

Observando o surgimento e propagação indiscriminada de novas dietas da moda de tempos em tempos, o Ministério da Saúde em parceria com a Universidade Federal de Minas Gerais disponibilizou, em 2016, um manual chamado "Desmistificando dúvidas sobre Alimentação e Nutrição", para garantir que a população tenha acesso a informações confiáveis e com alto nível de evidência para que possam realizar suas escolhas alimentares com mais autonomia[1].

Este documento explica que o *marketing* utilizado na propagação de novas dietas da moda é tão convincente que faz com que pessoas adotem tais estratégias imediatamente, sem questionar sua eficácia ou nível de evidência científica[1]. Esse fato chega a ser irônico em tempos de pandemia causada pelo coronavírus, onde negacionistas questionam vacinas contra a COVID-19, que possuem evidências de qualidade que sustentam o seu nível de eficácia.

O manual ainda revela estratégias para realizar análises críticas sobre as dietas da moda, onde alguns questionamentos devem ser feitos, como[1]:

- Como é a minha relação com a alimentação?
- Esta recomendação está de acordo com a minha vida, condição financeira, condição de saúde, rotina e hábitos alimentares?
- Esta estratégia é sustentável a longo prazo, considerando minha rotina?
- Isso pode atrapalhar minha convivência social?
- Isso pode me prejudicar e causar danos à saúde?

Além de não possuir embasamento científico, as dietas da moda e alimentos milagrosos criam expectativas irreais sobre a velocidade de emagrecimento e dão uma ideia de que o corpo humano é facilmente moldado. Essas dietas e alimentos supervalorizados se baseiam no nutricionismo (visão reducionista que limita a alimentação apenas a nutrientes e calorias), sem considerar a singularidade do indivíduo e o contexto em que vive.

A seguir, serão discutidas as mais recentes e populares "dietas da moda" e as evidências científicas por trás delas.

Detox

A ideia de desintoxicar o corpo vem da obsessão da cultura da dieta por "comer limpo". Classificar certas comidas como "limpas" dá a entender que todas as outras comidas são sujas ou tóxicas, e isso faz com que as pessoas que "comem limpo" se coloquem no topo de uma hierarquia (inexistente), sentindo-se moralmente superiores às pessoas que não seguem um estilo de vida como os delas.

A dieta detox defende a ideia de que é necessário eliminar toxinas e reduzir a produção de radicais livres, que são prejudiciais às células do organismo. Para isso, são utilizados vários tipos de preparações, como sucos e chás. Nosso corpo, naturalmente, já apresenta mecanismos de desintoxicação. Neste sentido, nossos rins, fígado, intestino, pele e pulmões já fazem um ótimo trabalho[1].

Atualmente, não existem estudos com alto nível de evidência que indiquem os benefícios que uma dieta *detox* pode promover em humanos e nem a sua eficácia para otimizar processos naturais de desintoxicação do corpo.

A verdade é que os benefícios da dieta *detox* se fundamentam, principalmente, no consumo de alimentos *in natura* e minimamente processados, sendo estes alimentos ricos em vitaminas, minerais, compostos antioxidantes e fibras. Estes nutrientes por si só têm o potencial para combater radicais livres, mostrando a importância de uma dieta variada e que inclua tais alimentos, sem a necessidade de restrições exageradas [2].

As dietas *detox* podem trazer prejuízos à saúde por apresentarem baixa densidade energética e por serem pobres em proteínas. Por este motivo, assim como todas as outras dietas da moda, a dieta *detox* acaba sendo insustentável a longo prazo e pode desencadear um efeito rebote.

A grande maioria das pessoas não precisa fazer nenhum esquema *detox* para ser saudável. A não ser que a pessoa tenha alguma doença rara que afete seus rins ou fígado, estes órgãos já fazem um excelente trabalho removendo substâncias nocivas do corpo, sem que seja necessária nenhuma intervenção externa.

Nosso sistema digestivo, rins e fígado têm a capacidade de se limpar sozinhos [3].

Low Carb

Muitas pessoas fazem dietas optando por cortar carboidratos. De tempos em tempos, surgem dietas com baixo teor de carboidratos sob diferentes nomes: Dieta Dukan, *Low Carb* e Cetogênica. Entretanto é importante ressaltar que carboidratos são a fonte primária de energia para o funcionamento do corpo. O cérebro, por exemplo, depende exclusivamente da glicose como combustível. Se a ingestão de carboidratos é insuficiente, o corpo tem que se virar para ativar outros mecanismos e suprir energia, como utilizar as proteínas, principalmente dos músculos, que são desintegradas e convertidas em energia [1].

Muitos pensam que uma dieta rica em proteínas irá prevenir os músculos de serem desintegrados, mas não é bem assim: a função primária das proteínas no nosso organismo é manter e construir músculos, hormônios, enzimas e outras células, mas quando os carboidratos são insuficientes, a proteína deixa de desempenhar seu papel principal para fornecer energia ao corpo. Uma das razões que faz com que pessoas percam peso mais rápido em dietas *low carb* é o fato de degradarem seus próprios músculos para obtenção de energia [1].

Vale lembrar que órgãos vitais como o coração também são compostos por músculo e podem ter sua estrutura comprometida caso a pessoa continue por muito tempo a realizar uma dieta que não forneça carboidratos e energia adequadamente [1].

Eventualmente, devido à baixa ingestão de carboidratos, poderá ocorrer a cetose, que é uma adaptação do corpo ao jejum ou privação de carboidratos, onde o corpo converte gordura estocada em energia para suprir as necessidades do sistema nervoso. Entretanto apenas 5% da gordura estocada é convertida em energia e apenas metade das células do cérebro consegue utilizar energia dessa fonte [1]. Mesmo com a cetose ativada, o corpo ainda precisa utilizar proteínas como fonte de energia para suprir a necessidade.

A ingestão elevada de proteínas pode trazer consequências negativas para o corpo, como sobrecarga renal e desregulação do metabolismo, que podem trazer sérias consequências à saúde a longo prazo [2]. Outras consequências das dietas pobres em carboidratos são [3]:

- hipoglicemia
- deficiência de vitaminas e minerais
- constipação intestinal

Atualmente, a cultura da dieta se perdeu tanto na onda *low carb* que até as frutas são demonizadas por possuírem frutose em sua composição. A frutose é um açúcar natural presente na fruta. Neste sentido, os sucos são mais ainda condenados pela cultura da dieta, por levarem uma quantidade maior de frutas em seu preparo.

Frutas são alimentos maravilhosos, que vêm diretamente da natureza para a nossa mesa (lembram-se da orientação do Guia Alimentar da População Brasileira para priorizarmos alimentos *in natura* e minimamente processados em nossa alimentação?). As frutas contêm grandes concentrações de vitaminas e minerais necessários para um bom funcionamento do organismo, além de serem uma ótima fonte de fibras, essenciais para um bom funcionamento do nosso intestino.

Dificilmente uma pessoa que tenha uma boa relação com a comida irá exagerar no consumo de sucos e frutas a ponto de causar mais danos do que benefícios à saúde. Dessa forma, frutas não precisam ser retiradas da alimentação, a não ser que o indivíduo possua alguma doença ou alergia que indique essa necessidade.

Assim como outras dietas restritivas, uma dieta restrita em carboidratos não é sustentável a longo prazo, além de não ajudar na promoção de hábitos alimentares saudáveis. Um estudo mostrou que 75% dos indivíduos que adotaram uma dieta pobre em carboidratos retornaram ao peso anterior à dieta [2].

No que diz respeito à promoção da saúde, a dieta cetogênica é indicada para indivíduos que sofrem de epilepsia, apenas. Evidências mostram que restringir carboidratos contribui para a diminuição convulsões[3], o que é benéfico no tratamento desta doença.

Existe vício em açúcar?

Não é raro vermos a cultura da dieta demonizar certos alimentos, rotulando-os como tóxicos, viciantes e não-saudáveis. "O açúcar é tóxico" é uma das principais crenças relacionadas à nutrição nos dias atuais. Mas isso não é verdade.

Na digestão, os carboidratos são quebrados em partículas menores (monossacarídeos). O cérebro, assim como outras células do nosso corpo, não sabe diferenciar o açúcar que vem de uma cenoura ou de um brigadeiro, apenas está preocupado em obter energia através dessa molécula.

Qualquer alimento, quando ingerido em excesso, pode ser nocivo à saúde. Nenhum alimento isoladamente é tóxico, engorda ou nos torna menos saudáveis - é tudo uma questão da frequência e quantidade em que este alimento é consumido.

Não existem evidências científicas em humanos para sustentar a crença de que açúcar é viciante [1]. Estudos mostram que as pessoas exageram no consumo de açúcar como resultado das restrições advindas de transtornos alimentares, comer transtornado, ou por fazerem dietas cronicamente, já que exageros e compulsões alimentares ocorrem quando as pessoas se permitem comer os "alimentos proibidos" pelas regras da dieta[2].

Transtornos alimentares, fazer dieta cronicamente e o estigma do peso por si só podem levar a um aumento no consumo de açúcar, além de essas condições, independentemente estarem associadas ao risco de problemas cardiovasculares ([3];[4]).

Evidências em animais mostram que o exagero em açúcar acontece apenas após longos períodos de privação, e não quando o açúcar é deixado à vontade para consumo, sob livre demanda [4].

É importante ressaltar que estudos em animais não podem ser estendidos a humanos. No máximo, podem alertar para a necessidade de novos estudos científicos a serem feitos em humanos, e que devem ser repetidos, com grande amostragem, através de experimentos bem desenhados ([1];[3]) .

A moda "sem açúcar", criada pela cultura da dieta, se consolidou tão fortemente que indústrias alimentícias pegaram carona no modismo e passaram a investir em produtos voltados para este público (e não para o público diabético, que, de fato teria necessidade de restringir açúcar da dieta), além de novos modelos de negócio surgirem, como docerias rotuladas como "saudáveis", onde nenhum doce com açúcar (proveniente da cana-de-açúcar) é servido. Tais produtos e negócios reforçam a demonização deste ingrediente presente há tantos anos nas receitas de bolo, e que é sinônimo de boas lembranças como lanches da tarde na casa dos avós, ou comemorações de aniversário. Saudável mesmo é ter uma relação de paz com a comida. Reforço que pessoas saudáveis não precisam realizar nenhum tipo de restrição radical em busca de um estilo de vida mais saudável.

"Mas açúcar ativa a mesma região do cérebro que a cocaína"

Estudos mais recentes mostram que apenas quem faz dieta restritiva experimenta a ativação da região do cérebro relacionada ao sistema de recompensas após a ingestão de doces. O cérebro de quem não faz dieta, em contraste, não sofre alterações com a ingestão de açúcar [6].

O sistema de recompensa pode ser ativado naturalmente por estímulos ambientais agradáveis, como: interação social, sexo, música e através da alimentação, já que o cérebro registra quando alguma experiência é agradável e prazerosa.

Dessa forma, não há justificativa científica para que alimentos, ou grupos de alimentos, sejam excluídos da dieta. A restrição de alimentos pode levar a um efeito rebote, fazendo com que ocorram exageros no consumo alimentar, que podem levar a uma falsa sensação de vício. E o pior de tudo: crenças como esta nos tiram o prazer em comer.

A sensação de vício em açúcar se dá pelo fato de considerarmos doces como alimentos "proibidos". A exposição a "alimentos proibidos" e o não julgamento desses alimentos diminui exageros e compulsões alimentares. Se o vício em comida realmente existisse, resultados como este não seriam possíveis [6].

Culpabilizar um alimento ou grupo de alimentos isoladamente alegando serem nocivos à saúde só faz sentido quando estes alimentos são consumidos em grandes quantidades, exageradamente e com grande frequência.

"Não é uma dieta, é estilo de vida e bem-estar"

As dietas da moda, que surgem de tempos em tempos, podem vir disfarçadas com novas nomenclaturas, como *detox*, jejum intermitente, "comer limpo" ou até mascaradas com o eufemismo "estilo de vida saudável".

É uma dieta disfarçada de estilo de vida, se:

- existem regras internas sobre o que, quando e onde você

pode comer;
- alimentos são considerados saudáveis ou não saudáveis / engordativos e emagrecedores / bons ou ruins;
- existe uma promessa implícita ou explícita de manutenção da forma corporal ou perda de peso.

Nos dias atuais, considera-se magreza um sinônimo de saúde (o que, em muitos casos, não é verdade). Por causa disso, comportamentos disfuncionais e o controle excessivo da alimentação são socialmente aceitos ou pior, exaltados e muitas vezes mascarados de "estilo de vida saudável". Para se manter magro, vale tudo: pular refeições, contar calorias, restringir nutrientes (cortar carboidratos), fazer o "dia do lixo" (se permitindo comer até ficar cheio), praticar exercícios físicos excessivos e por aí vai...comportamentos como esses são a porta de entrada para o desenvolvimento de transtornos alimentares.

É fato que existem alimentos com diferentes composições nutricionais. Entretanto, hoje em dia, atribuímos uma superioridade moral a alguns alimentos (os "saudáveis") e diminuímos outros, chamando-os de "lixo", "besteira" e "pecado", o que pode causar muita culpa a quem come tais alimentos. Sentir culpa quando comemos não é algo saudável, pode desencadear uma série de sentimentos de fracasso e ainda contribuir para uma imagem corporal negativa. O medo de comer pode inclusive atrapalhar a vida social, fazendo com que a pessoa se isole por achar que não pode consumir os alimentos que as outras pessoas estão comendo. As pessoas perdem a espontaneidade pois sempre tem que planejar o que/onde vão comer (conseguem enxergar o quão disfuncional é isso?) Só se sentem "seguras" para comer nos mesmos restaurantes onde a comida oferecida é permitida dentro da dieta do bem-estar.

Um alimento pode ser mais nutritivo do que outro, mas, em determinados contextos, o que vale é ter uma relação saudável com a comida. Não devemos ter medo de comer. Nenhum alimento isoladamente tem o poder de engordar ou emagrecer!

Um estilo de vida que possui uma mentalidade da dieta muito forte acaba virando uma dieta, pois implica em restrições e atribui sucesso à forma corporal (e não à saúde). Considere o quadro a seguir, que expõe as diferenças entre uma mentalidade da dieta e uma relação de paz com a comida, de acordo com diferentes contextos:

Quadro 2: Mentalidade da Dieta X Relação de paz com a comida

Contexto	Mentalidade da Dieta	Relação de paz com a comida
Escolhas Alimentares	"Eu mereço?" "vou me sentir culpado após comer isso?" "Vou precisar compensar o que comi depois?"	"Estou com fome?" "Estou com vontade de comer isso?" "É satisfatório?" "É gostoso?" "Vou ficar o resto do dia pensando neste alimento caso eu não coma?"
Atividade Física	Foco principal em gastar calorias e na intensidade do exercício Sentimento de culpa caso o indivíduo não consiga fazer exercício no dia	Foco no bem-estar Qualquer movimento prazeroso é válido Foco nos benefícios do exercício (menos estresse e ansiedade, maior disposição)
Mensuração do Progresso	Kgs perdidos Formato do corpo Comentários dos outros sobre seu peso e forma	O peso não é o objetivo ou indicativo de progresso. Indivíduo volta a confiar em si mesmo

	corporal	com relação à comida
	Checagem corporal	Confia e reconhece seus sinais internos
		Sabe que o peso se normalizará quando o indivíduo estiver em sintonia com seus sinais internos.

Fonte: Adaptado de Tribole & Resch

A mentalidade da dieta, presente no estilo de vida que visa o "bem-estar" traz uma ideia de autocontrole, onde precisamos estar sempre nos vigiando para não sairmos da linha, e ainda reforça a ideia de que existam alimentos bons ou ruins, o que acaba sendo um tipo de restrição. Enquanto isso, os pensamentos de um indivíduo que possui uma relação de paz com a comida refletem autocuidado, onde não há a necessidade de punição pelas escolhas alimentares, e não há uma moralização dos alimentos, fazendo com que a relação com a alimentação seja mais equilibrada e em paz, sem exageros ou restrições.

Sem glúten e sem lactose

Nos últimos anos, a dieta sem glúten e sem lactose virou moda entre as pessoas que defendem um estilo de vida saudável. Restaurantes e confeitarias se intitulam "saudáveis" e "livres de toxinas", apenas por oferecerem alimentos sem estes nutrientes em sua composição, mas isso nada mais é do que uma grande desinformação e uma moda guiada pelas crenças da cultura da dieta.

Mas para quem uma dieta sem glúten é indicada?

Apenas cerca de 1% da população mundial sofre de doença

celíaca, que é uma condição genética [1]. Para pessoas que realmente sofrem de doença celíaca, ou alergia ao trigo, uma dieta sem glúten, ou sem trigo é uma necessidade médica para que estes indivíduos se mantenham saudáveis [2]. Existem sólidas evidências científicas que sustentam esse fato.

Pessoas com doença celíaca apresentam intolerância permanente ou alergia ao glúten, que é uma proteína encontrada em cereais como o trigo, centeio e cevada [3]. O tratamento da doença celíaca consiste em uma alimentação sem glúten para o resto da vida, pois, para estas pessoas, o consumo de glúten provoca inflamação do intestino, além de outros efeitos colaterais, podendo impedir a absorção de nutrientes [3].

Já para as pessoas sem essas condições, não existem evidências de qualidade que mostram que cortar o glúten ou o trigo possa trazer algum benefício.

A prática de cortar o glúten para "melhorar a digestão" pode, na verdade, mascarar um comer transtornado - que inclusive é um grande precursor de problemas digestivos ([4];[5]):

- 98% das pessoas com transtornos alimentares possuem problemas gastrointestinais
- 44% dos pacientes que buscam ajuda para problemas gastrointestinais possuem comportamentos de comer transtornado

Além disso, testes feitos para diagnosticar a sensibilidade não celíaca ao glúten e outras intolerâncias não possuem validação científica ([6-9]).

A moda sem glúten, na verdade, dificulta a vida de quem realmente sofre de doença celíaca, pois muitos estabelecimentos que dizem oferecer alimentos sem glúten, na verdade, podem oferecer alimentos contaminados com glúten a partir de uma contaminação cruzada, tornando o local inseguro para que uma pessoa portadora de doença celíaca consuma a sua refeição.

Recentemente houve uma mudança na legislação, onde foi

possível aumentar a quantidade mínima de glúten em produtos industrializados que possuem o *claim* "sem glúten" no rótulo, com o objetivo de acompanhar a cultura da dieta, fazendo com que alimentos que antes eram seguros para celíacos, deixem de ser totalmente seguros, já que agora são permitidas mínimas partículas dessa proteína na composição dos produtos. Além disso, uma pesquisa mostrou que alimentos ofertados em supermercados sob o *claim* "sem glúten" em seus rótulos, apresentaram uma pior composição nutricional em comparação aos alimentos com glúten[11].

Mas para quem uma dieta sem lactose é indicada?

A dieta sem lactose é indicada para quem tem intolerância à lactose. A intolerância à lactose é mais comum, cerca de 65% da população têm algum grau de dificuldade para digerir lactose após a infância [10].

Ao contrário dos testes de sensibilidade ao glúten, a intolerância à lactose é comprovadamente causada pela insuficiência da enzima que digere este açúcar, chamada lactase. Com a deficiência desta enzima, a lactose passa a ser fermentada no intestino, causando sintomas como diarreia e distensão abdominal [3].

Existem vários graus de intolerância à lactose. Portanto, alguns indivíduos, mesmo que portem intolerância, conseguem ingerir pequenas quantidades de leites e derivados.

A maioria das pesquisas sobre os efeitos de dietas sem glúten e sem lactose são feitas em animais e apresentam resultados divergentes[3]. Dessa forma, a não ser que seja uma necessidade médica, não precisamos excluir nenhum destes nutrientes da nossa dieta.

Jejum intermitente

As dietas da moda, seguem uma mesma fórmula: incentivam

a restrição de algum grupo de alimentos por um período de tempo, com o objetivo de limitar a ingestão e promover emagrecimento. O jejum intermitente é mais uma estratégia de restrição alimentar, propondo a alternância de períodos de jejum e períodos onde a alimentação é permitida.

Não existem estudos confiáveis que comprovam benefícios do jejum intermitente, já que os estudos publicados são baseados em testes em animais e mostram efeitos a curto prazo [1]. A longo prazo, como todas as dietas restritivas, jejuar pode desencadear diversos mecanismos no corpo, gerando um efeito rebote e levando ao ganho de peso - justamente porque ignoramos nossa sensação de fome - propiciando exageros e compulsões alimentares [2] e contribuindo para a manutenção do efeito sanfona. Assim como outros tipos de restrição, o jejum intermitente pode afetar a relação com a comida, dando origem a comportamentos disfuncionais de comer transtornado que podem evoluir para um transtorno alimentar.

Na nossa rotina, existem momentos em que fazemos jejum naturalmente quando optamos por comer nos momentos em que realmente sentimos fome. Um exemplo disso é o café da manhã. Podemos ter jantado às 20h no dia anterior e, se tomarmos café da manhã só às 10h, estaríamos muitas horas em jejum. O fato de que eventualmente acordamos sem fome para tomar café da manhã, mas após mais ou menos 1h começamos a sentir fome e decidimos comer também exemplifica essa situação.

Como toda dieta da moda, o jejum intermitente virou febre entre celebridades e entre a população em geral. Recentemente, uma atriz de *Hollywood* se envolveu em uma polêmica por lançar um livro com o nome "jejum intuitivo", relacionando o ato de jejuar com o comer intuitivo. Entretanto, o comer intuitivo é uma prática que não objetiva o emagrecimento, lista "honrar a fome", como um de seus princípios e ainda foca em melhorar a relação das pessoas com a alimentação por meio da reconexão com as sensações do corpo (como fome e saciedade), o que não é alcançado por meio de restrições alimentares [3]. Não importa o quanto celebridades dizem que se beneficiam das dietas da moda, pode ser que, a longo prazo, elas sofram consequências por terem feito tantas privações.

Veganismo e Vegetarianismo

A dieta vegetariana consiste na eliminação de carnes e derivados da alimentação. Já o veganismo, além da exclusão de carnes, também elimina ovos, leites e derivados da alimentação e do estilo de vida como um todo, restringindo até a compra de bolsas e sapatos que tenham origem animal, ou ainda cosméticos que sejam testados em animais.

O número de pessoas que seguem uma alimentação vegana ou vegetariana cresce cada vez mais mundialmente. Geralmente, as pessoas optam por tornarem-se vegetarianas ou veganas por preocupações éticas, econômicas, ambientais, religiosas ou até por motivos de saúde.

A maior preocupação é se dietas vegetarianas e veganas forneceriam todos os nutrientes necessários para um bom funcionamento do organismo. Ao contrário do que se pensa, não é muito difícil alcançar a recomendação diária de proteína através de cereais, leguminosas e oleaginosas. O consumo de frutas e hortaliças também é muito importante para o aporte de vitaminas, minerais e fibras. Para veganos é importante que tenhamos uma atenção maior aos níveis de vitamina D e B12, já que são vitaminas encontradas em alimentos de origem animal.

Pelo fato de vegetarianos e veganos consumirem uma maior variedade de frutas, hortaliças, oleaginosas, cereais e grãos, acabam ingerindo grandes quantidades de fibras, vitaminas, minerais e gorduras insaturadas (as gorduras "boas"), e isso faz com que esta população tenha menores índices de doenças cardiovasculares, diabetes e hipertensão [2].

Em contrapartida, ao excluir produtos de origem animal da alimentação, vegetarianos e veganos podem fazer escolhas alimentares pouco variadas. Como recomenda o Guia Alimentar para a População Brasileira, devemos nos atentar para fazer dos alimentos minimamente processados e *in natura* a base da nossa alimentação [3].

Uma coisa pouco discutida sobre as dietas vegetarianas e veganas é o fato de serem um tipo de restrição alimentar socialmente aceito. Dessa forma, podem facilitar comportamentos de comer transtornado, mascarados de preocupação ética[5]. Nem todos que optam por uma dieta vegetariana ou vegana sofrem de comer transtornado ou de um transtorno alimentar, mas pelo fato de existirem comportamentos muito restritivos em um transtorno alimentar, fica difícil fazer a distinção entre um comportamento ético e um comportamento transtornado.

O ativismo sobre "comida de verdade"

Há um crescente ativismo sobre "comida de verdade", realizado por profissionais da saúde, chefes de cozinha e pela população em geral. Porém, existe uma questão sobre o movimento pró "comida de verdade": foca apenas no impacto na saúde causado pela indústria de alimentos ultraprocessados e deixa de prestar atenção na influência das indústrias farmacêutica e do emagrecimento, que contribuem ativamente para a fabricação da "epidemia da obesidade" [1].

Como discutido nos capítulos anteriores, sustentar a cultura da dieta contribui ainda mais para a promoção da "epidemia da obesidade", já que ([2];[3]):

- dietas restritivas desencadeiam uma série de adaptações metabólicas que contribuem para o ganho de peso e efeito sanfona;
- a dicotomização dos alimentos aumenta o desejo por alimentos proibidos, facilitando o exagero no consumo destes alimentos
- o estigma do peso gera grande estresse e prejudica a saúde física e mental, levando a comportamentos que facilitam o ganho de peso

A causa do ativismo para promover "comida de verdade" é baseada no estigma do peso, e esse movimento beneficia diretamente a indústria da dieta e causa danos às pessoas em condição de sobrepeso e obesidade, pois reforça a associação de magreza e saúde. De fato, a nutrição tem um papel importante na manutenção da saúde e do bem-estar. Entretanto, outros fatores também possuem grande impacto, como:

- exercícios físicos;
- moderação no consumo de bebidas alcoólicas;
- horas e qualidade do sono;
- estresse;
- fumo;
- genética;
- relações interpessoais positivas;
- classe social;
- viver em locais pouco poluídos;
- acesso a cuidados de saúde.

Alimentos ultraprocessados são compostos de muitos aditivos. A embalagem de alimentos ultraprocessados incentiva o comer desatento e, muitas vezes, a indústria de ultraprocessados lança alimentos com rótulos milagrosos, contribuindo também para a manutenção da mentalidade da dieta.

Dessa forma, devemos ser críticos quanto à composição dos alimentos e propagandas feitas pela indústria de ultraprocessados, mas também devemos estar atentos aos danos à saúde causados pela indústria do emagrecimento.

Sabemos que diferentes alimentos possuem diferentes perfis nutricionais e contribuem de diferentes maneiras para a nossa saúde como um todo. Nenhum alimento isoladamente tem o poder de nos tornar mais ou menos saudáveis e todos os tipos de alimentos cabem dentro de uma alimentação saudável, incluindo ultraprocessados. Tudo é uma questão de frequência, contexto e quantidade.

Nem todas as classes sociais conseguem ter tempo para preparar alimentos "de verdade" e nem dinheiro para comprar orgânicos. Neste sentido, é importante reforçar que a insegurança alimentar é um tipo de trauma ([4];[5]).

Viver em situação de pobreza e não ter o que comer como resultado pode desencadear uma má relação com a comida. A privação imposta pela falta de acesso a alimentos desencadeia exageros alimentares no momento em que a pessoa consegue ter acesso à comida novamente. Estudos mostram que o risco para comer transtornado aumenta proporcionalmente aos níveis de privação e insegurança alimentar. Além disso, quanto maior a insegurança alimentar, maiores são os níveis de internalização do estigma do peso. Isso mostra que, mesmo que uma compulsão alimentar se dê pela falta de acesso a alimentos, ainda existe grande preocupação quanto ao peso e a forma corporal ([4];[5]).

A crescente pressão para que a população abaixo da linha da pobreza utilize os auxílios governamentais para comprar apenas "alimentos saudáveis", ao invés de ultraprocessados, é um grande exemplo de como a cultura da dieta está enraizada na nossa sociedade e afeta até os grupos mais marginalizados e oprimidos[1].

Precisamos parar de separar alimentos entre "bons" e "ruins" e de atribuir uma carga moral a exageros alimentares, pois, muitas vezes, as pessoas conseguem um acesso seguro somente através de ultraprocessados (já que, por causa dos conservantes, levam mais tempo para estragar, o que, em muitos casos, é importante, no que diz respeito a aspectos sanitários). Exageros e compulsões alimentares podem ser um mecanismo biológico que ajuda pessoas em situação de extrema pobreza a sobreviver.

CAPÍTULO 6: EVIDÊNCIAS CIENTÍFICAS DE QUALIDADE

"Graças às mídias sociais, a desinformação consegue atingir um número maior de pessoas, e nunca foi tão importante ser cético quanto ao que você lê"

— PIXIE TURNER

Atualmente, a internet nos permite ter acesso a qualquer informação a qualquer hora do dia através de uma rápida pesquisa usando os nossos celulares, que estão sempre conosco. Todo mundo se alimenta e, com isso, todos têm uma opinião sobre como a comida afeta a saúde, baseando-se em experiências pessoais, ou pelo senso comum. Temos acesso a informações sobre nutrição de todos os lados: através de documentários nos aplicativos de streaming, livros ou pelo estilo de vida da blogueira fitness nas redes sociais.

A facilidade de acesso a informação faz com que facilmente conceitos possam ser distorcidos, ou ainda, com que pessoas dêem origem a teorias da conspiração, gerando crenças sobre diversos assuntos. Em tempos de pandemia, isso fica evidente com a grande onda de negacionistas que se recusam a seguir os protocolos de prevenção para a COVID-19 (como o uso de máscaras) e crescimento do movimento anti-vacina. Ou ainda pela existência dos terraplanistas.

É muito importante sabermos distinguir quais informações vêm de fontes sérias, e quais são baseadas em mitos ou no senso comum. A nutrição é uma ciência muito complexa e os achados da ciência sofrem muita distorção pela mídia e ainda por opiniões baseadas em experiências pessoais, onde pessoas acham que suas experiências com os alimentos podem ser estendidas para a população geral.

Hoje sofremos com vieses na reprodutibilidade e generalização das informações. O que pouco se sabe é que a ciência não nos dá respostas exatas, apenas diminui dúvidas [1]. O objetivo do método científico é estar cada vez menos errado, e não buscar a resposta certa. É muito raro encontrar certeza na ciência.

Quando o assunto é nutrição, a população tende a dar mais credibilidade às informações de acordo com o nível de autoridade da pessoa que passa a informação. Entretanto, o fato de uma pessoa ser nutricionista, médica ou cientista não garante o nível de qualidade da informação. As informações devem sempre ser baseadas em evidências científicas [1]. O método científico diminui os vieses de informação já que usa métodos específicos e sistemáticos, para que os achados sejam baseados em fatos [1].

Dentro da ciência da Nutrição, existem diversos tipos de estudos, com diversas forças e fraquezas, garantindo a sua confiabilidade, como mostra o quadro a seguir, adaptado de Saunt & West, 2019[1]:

Quadro 3: Tipos de evidências e seus Prós e Contras dentro da Nutrição.

Tipo de Evidência	O que é?	Prós	Contras

Revisão Sistemática	Revisão de estudos presentes na literatura para compor um "mega estudo" que fornece um compilado das melhores evidências sobre determinado assunto. São frequentemente utilizadas por profissionais da saúde como ponto de partida para o desenvolvimento de instruções sobre práticas clínicas.	A combinação de informações de estudos individuais: - limita o viés dos estudos existentes; - melhora a confiabilidade e a precisão das recomendações; - possui uma dimensão da amostra total maior do que a de qualquer um dos estudos sobre o tema específico.	
Ensaio clínico	Pesquisadores pedem a voluntários que adotem um novo comportamento (ex: fazer o uso de algum suplemento) e observam seus efeitos na saúde dos voluntários.	Permite a comparação da intervenção com um grupo controle ou placebo. Em ensaios clínicos randomizados controlados, um dos grupos recebe a intervenção e o outro não. As condições são controladas. Permite provar causa e efeito. Os achados podem ser aplicados a grupos de pessoas.	Nem sempre os resultados dos estudos podem ser estendidos ao restante da população. Algumas dietas não podem ser testadas por motivos éticos (por exemplo teste de suplementos em mulheres grávidas)
Estudos observacionais	Cientistas investigam os hábitos de uma grande amostra de pessoas para ver se alguma associação pode ser feita entre o consumo de algum alimento ou suplemento e o impacto na saúde	Pode levantar questões importantes para novos estudos observacionais	Variáveis não podem ser controladas e podem afetar o resultado do estudo. Este tipo de estudo permite apenas associações. Correlações não são causas.
Estudos em animais	Cientistas alimentam animais com uma dieta especial ou suplemento e fazem a mensuração do efeito na saúde destes animais		Para outras áreas da ciência como farmacologia, os estudos em animais são importantes, mas em nutrição o papel do comportamento humano é primordial. Dessa forma, não podemos estender os resultados observados em ratos a humanos.
Estudo *in vitro*	Pesquisadores exploram o efeito que algum alimento ou nutriente tem em algum tecido, célula ou molécula		Não podemos estender os resultados a seres humanos, já que estes são uma coleção complexa de células, tecidos, órgãos e que possuem diferentes estilos de vida e comportamentos.
Opinião de especialistas	Evidência na forma de histórias que pessoas contam para mostrar		

	suas experiências ou a opinião de algum especialista em nutrição		

Fonte: Adaptado de Saunt & West 2019 [1]

A ciência da nutrição é muito complexa. Essa complexidade é o principal motivo pelo qual a ciência da nutrição é facilmente sensacionalizada. O que importa, quando interpretamos evidências científicas na nutrição, é a qualidade e o contexto. Isso significa questionar a qualidade da evidência apresentada e entender como ela se encaixaria no contexto atual [2].

As revisões sistemáticas, ou meta-análises revisam os estudos presentes na literatura e compõem um mega estudo, com um compilado de evidências sobre um determinado assunto.

No que diz respeito a experimentos, o ensaio clínico randomizado é o padrão ouro. Neste tipo de ensaio, dois grupos de pessoas são aleatoriamente selecionados para o grupo de tratamento ou para o grupo de controle. O grupo de tratamento recebe o tratamento experimental e o grupo de controle não recebe nada, um placebo, ou qualquer que seja o tipo de dieta de controle. E então os resultados são examinados entre os dois grupos de pessoas e as pessoas são randomizadas, para que não saibam a qual grupo pertencem. Além disso, esse ensaio clínico é duplo-cego, o que significa que nem os pesquisadores, nem os participantes sabem quem está em qual grupo, para que os resultados não sofram vieses dos participantes, dos pesquisadores, do efeito placebo ou qualquer outro. Portanto, este tipo de estudo é muito caro e muito difícil de realizar.

Em nutrição ainda existem poucos estudos deste tipo, embora sejam o padrão ouro. Geralmente quando os ensaios clínicos randomizados são feitos na pesquisa nutricional, vários estudos devem ser feitos para tentar replicar os resultados com um grupo diferente de pesquisadores. Se os estudos forem replicados, mostrando os mesmos resultados, é possível chegar a alguma conclusão.

A amostra da população estudada em ensaios clínicos também mostra o nível de confiabilidade do estudo. Quanto maior o número de voluntários, mais confiável é o estudo. A variedade da amostra também é importante.

Os estudos observacionais, por sua vez, são importantes para mostrar padrões e tendências no consumo alimentar, entretanto, outros fatores podem impactar a saúde da população estudada, então os achados neste tipo de estudo podem indicar correlações, mas não a causa.

Estudos em animais são frequentemente utilizados para nos ajudar a prever efeitos em um ser vivo, sendo mais complexo do que testes feitos *in vitro* [1]. Entretanto, apesar de serem úteis para destacar teorias científicas que valem a pena ser exploradas no futuro, é fato que estudos em animais não predizem confiavelmente os efeitos das dietas ou tratamentos em humanos e não podemos aplicar os achados de estudos em animais a seres humanos [1].

Os estudos em animais são importantes, mas em nutrição, o comportamento humano tem grande influência. Os resultados sobre alimentação encontrados em estudos em animais servem para indicar a necessidade de realizar novos estudos sobre o mesmo tema em humanos.

Também devemos estar atentos aos estudos financiados pela indústria. Muitos estudos indicam que as pesquisas patrocinadas pela indústria têm muito mais chances de ter produtos e suplementos associados a efeitos positivos à saúde, do que as pesquisas financiadas pelo governo [4]. Um estudo financiado pela indústria não invalida completamente os resultados, mas é bom que tenhamos um senso crítico [1].

É muito importante saber a qualidade das evidências científicas, para que não sejamos vítimas de manchetes sensacionalistas, ou de terrorismo nutricional. A seguir está um esquema simplificado para ilustrar a hierarquia de evidências científicas:

Figura 5: Simplificando a Hierarquia de Evidências Científicas em Nutrição

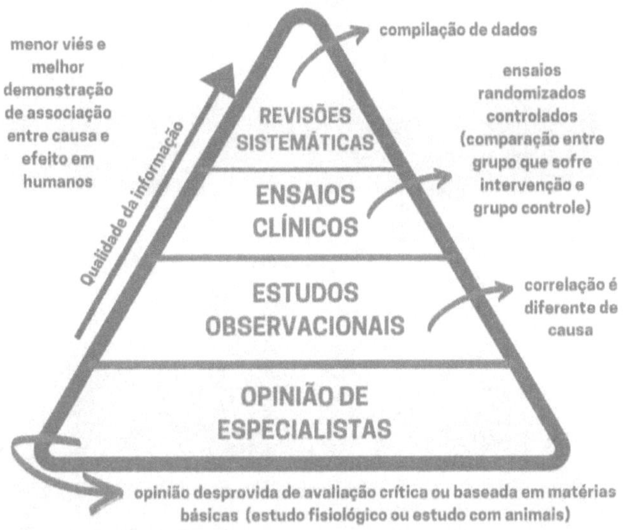

Fonte: Adaptado de Níveis de Evidência Científica segundo a Classificação de Oxford Centre[5]

Efeito Dunning-Kruger

O Efeito Dunning-Kruger é um fenômeno (super evidente nas redes sociais), onde pessoas com menos experiência e conhecimento, falam com confiança e autoridade, simplesmente por não saberem a profundidade do assunto, possuindo a chamada "superioridade ilusória" e assim, convencem seu público a seguir decisões equivocadas [1]. Na era das redes sociais, esse efeito é amplificado e todos passaram a ser especialistas em determinados assuntos.

Figura 6: Efeito Dunning - Kruger

EFEITO DUNNING-KRUGER

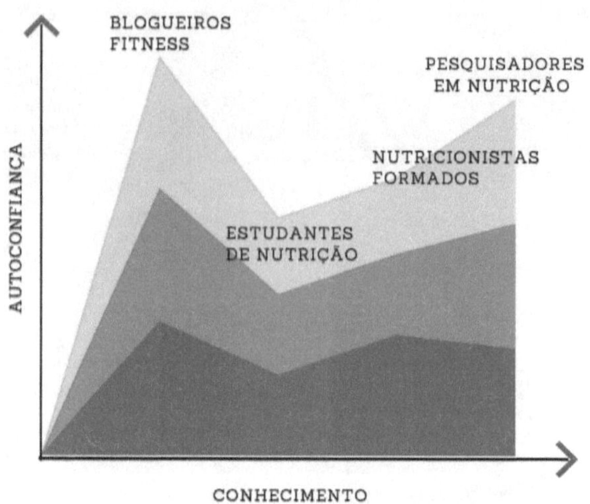

Fonte: Adaptado de Saunt & West, 2019; Kruger J, Dunning D., 1999.

Em contrapartida, cada vez mais profissionais da saúde qualificados estão presentes nas redes sociais, produzindo conteúdos excelentes e com embasamento científico de qualidade. É muito importante darmos mais voz e credibilidade a profissionais qualificados e estudiosos da área e contribuirmos para que esses profissionais não sofram da síndrome do impostor. Aproveitem esses conteúdos!

Quando devemos desconfiar de informações sobre alimentação [2]?

- Quando a pessoa que expõe a informação sobre nutrição usa seu título para ganhar credibilidade, e não se baseia em evidências científicas;
- Quando alguém usa suas experiências próprias como única forma de evidência;
- Quando uma linguagem sensacionalista e terrorista

é utilizada, como a utilização das palavras: "tóxico", "viciante";

- Promove soluções milagrosas e imediatas;
- Quando a pessoa vende suplementos ou programas de emagrecimento;
- Quando focam na nutrição como a única fonte de cura e prevenção para doenças.

Devemos ser críticos quanto às informações que temos acesso. Não devemos chegar à conclusão de que uma informação está correta apenas porque a maneira como a pessoa fala é convincente, ou porque tem um corpo bonito (lembre-se que o corpo de um nutricionista não é cartão de visitas).

Só porque uma pessoa possui milhares de seguidores nas redes sociais, não significa que é qualificada e sabe do que está falando. Não existe correlação entre o número de seguidores e seu nível de expertise em algum assunto. Exija evidências científicas. Se o profissional, ou influenciador se irritar é um bom indício de que o que fala é baseado em experiências pessoais, e não em ciência.

CAPÍTULO 7: AS REDES SOCIAIS

As redes sociais, além de contribuírem para a disseminação de inverdades sobre alimentação e nutrição através de influenciadores sem qualificação para o nível de credibilidade que recebem, também contribuem para o aumento da insatisfação corporal.

Os blogueiros *fitness* vivem para manter sua barriga tanquinho e, para isso, priorizam exercícios excessivos e dietas restritivas ao invés de usar a sua voz para defender causas mais importantes. Geralmente, tais blogueiros possuem muitos privilégios, que os deixam com tempo de sobra para focar em sua estética corporal, mas ainda assim, culpam os seus seguidores (que possuem menos privilégios e tempo livre) pela "falta de força de vontade" para alcançar o corpo almejado.

Onde há comparação, há insatisfação. O conteúdo postado na internet é manipulado e controlado. A constante exposição a corpos "perfeitos" promove insatisfação corporal, fazendo com que muitas pessoas fiquem obcecadas pelos seus "defeitos", que muitas vezes são inexistentes, ou apenas detalhes. Características físicas e a aparência não alteram o nosso valor como seres humanos.

O corpo perfeito venerado por blogueiras não necessariamente significa saúde. O que é saudável para um corpo, pode não ser saudável para outro e, muitas vezes, os próprios influenciadores podem não ter tanta saúde como vendem, pois podem sofrer de um comer transtornado ou de transtornos alimentares, resultado das regras rígidas que impõem na sua alimentação (regras rígidas estas que os próprios influenciadores chamam de "estilo de vida"), e que impactam diretamente na saúde mental e física.

A baixa porcentagem de gordura venerada pelos perfis *fitness* não é sinônimo de saúde. A gordura corporal é um fator regulador da função endócrina. Especialmente para mulheres, a baixa porcentagem de gorduras, associada a dietas restritivas e exercícios físicos intensos está ligada a prejuízos físicos, como a amenorréia (ausência de menstruação), que a longo prazo pode causar osteoporose ([4];[5]).

Influenciadores, blogueiros e gurus da alimentação promovem culpa ao comer e o medo de engordar, aumentando o estigma do peso e a polarização dos alimentos (separação de alimentos entre bons e ruins), propagando grande desinformação e gerando muitas crenças, ansiedade e medo de comer aos seus seguidores.

Além disso, fazem propaganda de alimentos milagrosos, que na maioria das vezes, são ultraprocessados. Mesmo com o selo "*fit*", os alimentos ultraprocessados contêm muitos conservantes e aditivos, e o seu consumo é desencorajado pelo Guia Alimentar da População Brasileira.

Prefiro acreditar que influencers fitness não têm noção do quanto o conteúdo que elas expõem em sua rede impacta seus seguidores e pode desencadear comportamentos transtornados e transtornos alimentares. Para alertar sobre a realidade por trás dos perfis fitness, desenvolvi o quadro a seguir:

Quadro 4: A realidade por trás dos discursos dos Perfis *Fitness*

Perfis *Fitness*	Realidade
Dizem que seu corpo sarado é resultado da sua força de vontade. E encorajam os seus seguidores com discursos do tipo: "ter um corpo sarado só depende de você"	Não é questão de força de vontade. O corpo perfeito dos influenciadores, além do fator genético, é resultado de uma equipe de profissionais, como cozinheiros, personal trainers, nutricionistas, esteticistas e cirurgiões plásticos, além de aplicativos de edição de fotos, da pose correta e da "luz boa". Influenciadores dependem de sua imagem e de um corpo "padrão" para sobreviver nesse mercado, e dedicam muito mais tempo e dinheiro para alcançar o corpo perfeito do que as pessoas "normais".
Têm um *feed* lotado de propaganda de alimentos milagrosos para "secar"	Não existem alimentos (e nem programas de emagrecimento) milagrosos, muito menos se forem ultraprocessados, com embalagens que exaltam a saudabilidade do produto. É muito provável que o

	influenciador ganhe muito dinheiro para fazer propaganda desses alimentos e, muitas vezes, nem os consuma. Devemos ter senso crítico.
Mostram suas barrigas saradas e dizem ter comido muito (mesmo tendo comido pouco, ou apenas comidas *fit*), ou estarem "inchados"	Este tipo de comportamento pode causar sentimentos de culpa e insatisfação corporal em seus seguidores, já que os mesmos podem julgar ter comido mais e comidas menos saudáveis do que o influenciador em questão.
Dizem sentir prazer vendo os outros comerem sobremesa, mas não comem doces com açúcar para manter o corpo sarado.	Embora seja um comportamento, infelizmente, aceito pela sociedade e visto positivamente como "força de vontade", não é um comportamento normal, não sendo psicologicamente e socialmente saudável. Honrar as vontades e não fazer restrições rígidas na alimentação sem necessidade é uma prática saudável.

Influenciadores Fitness Realmente Promovem Saúde?

Seguindo as premissas do salutarismo (onde o indivíduo é responsabilizado pela sua própria saúde), do nutricionismo (onde alimentos são reduzidos à sua composição nutricional) e do estigma do peso (onde corpos magros são exaltados e corpos gordos patologizados), influenciadores *fitness* são a personificação da disciplina e, portanto, vistos como um exemplo de vida saudável.

Entretanto, não é bem assim. A maioria dos comportamentos desempenhados e encorajados pelos influenciadores *fitness* são disfuncionais e caracterizam um comer transtornado.

Não é saudável:

- promover regras rígidas na alimentação;
- contar calorias;
- contar macronutrientes;
- pesar alimentos (a não ser que você precise pesar ingredientes para fazer uma receita)
- se pesar obsessivamente todos os dias;
- excluir radicalmente (e sem necessidade médica) alimentos, ou grupos de alimentos, como açúcar refinado, glúten e lactose;
- realizar exercícios físicos compensatórios (malhar para poder comer) e intensos;
- fazer o "dia do lixo" (consumir alimentos considerados "proibidos" pelas regras da dieta excessivamente em um dia só).

Apesar de "comer limpo", influenciadores *fitness* muitas vezes realizam o uso abusivo de álcool e outras substâncias e, como visto durante a pandemia de COVID-19, muitos desses influenciadores não respeitam o isolamento social. Não respeitar o isolamento social não é promover saúde.

Em meus atendimentos em consultório, sempre pergunto aos meus pacientes quem eles costumam seguir nas redes sociais, já que conteúdos como os postados por blogueiros *fitness* podem influenciar no comportamento alimentar.

A indicação para uma melhor relação com o corpo e com a comida é deixar de seguir contas nas redes sociais que fazem com que pessoas passem a se comparar negativamente por viajar menos, não estar em um relacionamento, por não ter o emprego dos sonhos ou com que se sintam mal com a sua aparência.

Busque novos conhecimentos sobre autoestima, saúde de verdade, diversidade e inclusão através de contas no Instagram, livros e *podcasts*. Tenho certeza que essa rede de apoio irá fazer você se sentir melhor.

PARTE III: FERRAMENTAS PARA UMA ALIMENTAÇÃO EQUILIBRADA E EM PAZ

CAPÍTULO 8: RECUPERANDO A AUTONOMIA ALIMENTAR

Qual foi a última vez em que você se perguntou "o que eu gostaria de comer", ao invés de "o que eu posso comer?"

- LAURA THOMAS

A cultura da dieta é a principal culpada por atrapalhar a nossa relação com a comida e com o corpo. As preocupações causadas pela cultura da dieta nos afastam da nossa consciência interoceptiva e nos tiram a autonomia para fazermos escolhas alimentares, já que estamos sempre sendo guiados por crenças e regras impostas pela dieta.

Consciência interoceptiva é a habilidade de perceber as sensações do nosso corpo, como fome e saciedade. O fato de vivermos em uma sociedade que objetifica o corpo feminino faz com que as mulheres sejam vigilantes com a sua aparência física, fazendo com que reconheçam menos e respondam menos às suas sensações físicas do corpo, como fome e saciedade, batimentos cardíacos e a percepção dos níveis de glicose no sangue ([1];[2]). O próprio ato de fazer dietas, na maioria das vezes com o objetivo de moldar o formato corporal, também atrapalha a sintonia da consciência interoceptiva.

Quanto mais realizarmos checagem corporal, subirmos na balança e julgarmos os alimentos, mais difícil será sintonizar com os sinais internos de fome e saciedade, e mais difícil será realizar escolhas alimentares que realmente nos satisfazem mentalmente e fisicamente.

Todos nós temos uma capacidade inata de reconhecer nossos sinais de fome e saciedade, mas por causa das interferências externas, como crenças e a mentalidade da dieta, isso se perde ao longo da vida. Bebês, por exemplo, comem sem julgamento e são capazes de perceber e respeitar seus sinais de fome e saciedade.

Estudos mostram que crianças possuem uma habilidade inata de controlar seu consumo de energia. Nestes estudos, observa-se que crianças "deixam comida no prato" quando recebem refeições com maior densidade calórica e tendem a "raspar o prato" quando a refeição não fornece tanta energia assim. ([3-11])

Conforme vamos crescendo e sendo influenciados por fatos externos e pela cultura da dieta, acabamos perdendo essa sabedoria inata. Entretanto, é possível desconstruir algumas crenças para resgatarmos a autonomia alimentar, sendo capazes de realizar escolhas que sejam gentis para a nossa saúde mental e física.

Abordagens que não focam em emagrecimento e na prescrição de dietas, como o Comer Intuitivo (*Intuitive Eating*), ajudam as pessoas a se reconectarem com os sinais do corpo em busca de um comer normal e tranquilo. Comer normal é flexível, é dinâmico e se adapta a diferentes situações. Às vezes comemos salada, às vezes comemos pizza, às vezes comemos as duas coisas. E está tudo bem.

Comer normal é comer sem julgamento, e pode variar de pessoa para pessoa. De modo geral, ter uma boa relação com a comida significa [2]:

- não seguir regras para comer;
- não excluir alimentos da dieta, a não ser que você tenha razões médicas, éticas ou religiosas para tal;
- não se sentir ansioso ou estressado por causa de comida;
- não sentir culpa ao comer;
- ser flexível com a sua alimentação;
- gostar de comer;
- respeitar, na maioria das vezes, os sinais de fome e saciedade;
- escolher alimentos que aumentam a disposição e o bem-estar, na maioria das vezes.

Fazer dieta cronicamente significa ser guiado por regras alimentares, fazer restrição e ainda possuir um padrão 8-80 com relação a alimentação, seguindo as regras da dieta por alguns dias, e "chutando o balde" em outros dias, sempre em um ciclo de restrição e exageros ou compulsões. A maioria das pessoas que fazem dietas cronicamente, possuem uma má relação com a comida e, portanto, algum grau de comer transtornado. O comer transtornado é o meio-termo entre dois extremos: o comer normal (ou intuitivo) e os transtornos alimentares.

O Comer Intuitivo (Intuitive Eating)

O Comer Intuitivo é uma abordagem baseada em evidências criada em meados dos anos 1990 por duas nutricionistas americanas: Evelyn Tribole e Elyse Resch ([1];[2]). É uma abordagem com o objetivo de ensinar o paciente a se reconectar com os sinais do seu próprio corpo e confiar neles, de modo que as escolhas alimentares sejam feitas sem restrições e com base na sabedoria interna do nosso corpo, e não por regras externas impostas pela dieta. Essa abordagem **não tem como objetivo o emagrecimento**. Inclusive, em minha formação pelo *Intuitive Eating Pro Skills Teleseminar*, com a própria Evelyn Tribole, tive que assinar um termo de consentimento, onde afirmava ter ciência de que esta abordagem jamais poderia ser utilizada com foco em peso e para fins estéticos e de emagrecimento. Ainda bem! Pois como vimos ao longo deste livro, estratégias focadas em peso e emagrecimento causam mais danos do que benefícios, e podem desencadear outros problemas de saúde.

Nos últimos anos, a abordagem do Comer Intuitivo vem se popularizando, o que é muito bom para a luta contra a cultura da dieta! Entretanto, a viralização dessa abordagem tem gerado um pouco de confusão, já que as pessoas descontextualizam os princípios do Comer Intuitivo, fazendo com que as autoras sempre tenham que vir a público esclarecer mal entendidos ou repreender o mau uso da abordagem.

Pessoas que apenas escutam falar da abordagem, mas que não estudam o assunto a fundo, pensam que comer intuitivamente é "comer o que você quiser", o que, de fato, não é. Comer Intuitivo é uma abordagem que inclui autoconhecimento e auto compaixão e ajuda as pessoas a restabelecerem uma relação de paz com a alimentação e com o corpo.

Outro mal entendido comumente atribuído ao Comer Intuitivo é incentivar a obesidade, por propor uma liberdade alimentar. Esse pensamento é bastante equivocado. Tal abordagem respeita a diversidade de corpos e leva em conta que todos os tipos de corpos podem ser saudáveis. Os estudos mostram que, quanto maior a liberdade alimentar, maior é a manutenção de um peso estável, saudável e condizente com o histórico do paciente [3].

O Comer Intuitivo é alinhado aos princípios da abordagem Health At Every Size ® (saúde em todos os tamanhos). Esta abordagem não foca na perda de peso. Conforme a pessoa vai melhorando sua relação com a alimentação e com o corpo, pode ser que o seu peso permaneça igual, pode ser que emagreça ou pode ser que ganhe peso (caso venha de um histórico muito restritivo).

Essa abordagem vai contra tudo o que a cultura da dieta ensina. A cultura da dieta é perigosa pois promove o estigma do peso por não aceitar que existe uma variedade de tamanhos e formas corporais e que cada indivíduo tem o seu valor da maneira como é [1].

Evidências mostram que o comedores intuitivos - ou seja, comedores que não julgam os alimentos como bons ou ruins, que respeitam seus sinais de fome e saciedade e que não seguem regras impostas por dietas - possuem inúmeros ganhos para a saúde ([1];[3]), como:

- menores riscos cardiovasculares;
- diminuição dos níveis de triglicérides;
- maiores índices do "colesterol bom" (HDL);
- menores índices de comer transtornado;
- maior controle da glicemia;
- menores chances de ter sensação de "perda de controle" em situações onde há grande oferta de comida;
- menores chances de apresentar ansiedade com o que irá comer;
- menores níveis de insatisfação corporal;
- menos culpa ao comer;
- maiores índices de autocompaixão;
- menores índices de IMC;
- maior auto-estima;
- maior motivação para a prática de atividade física;
- consumo de uma maior variedade de alimentos;
- maior habilidade para lidar com as emoções.

A abordagem do Comer Intuitivo é fundamentada em três pilares:

- permissão incondicional para comer, que significa:
  - não seguir regras da dieta (não ter horários "certos" para comer, não ter quantidades "certas" para comer);
  - não restringir alimentos ou grupo de alimentos (sem necessidade médica);
  - não ter culpa ao comer;
  - não sentir necessidade de compensar o que comeu;
  - não dicotomizar alimentos.

- honrar os sinais de fome e saciedade, ou seja, confiar no seu próprio corpo para saber quando precisa comer e a quantidade que precisa comer para ficar confortavelmente saciado

- lidar com emoções sem utilizar a comida: não usar os alimentos para aliviar emoções negativas.

Além de ser fundamentado nesses três pilares, o Comer Intuitivo é composto por 10 princípios, com o objetivo de fazer as pazes com a comida, redescobrir o prazer em comer e se libertar, de uma vez por todas, do ato de fazer dieta cronicamente [12]. São eles:

1) **Rejeitar a Mentalidade da Dieta:** se revoltar com a cultura da dieta e entender que não precisamos seguir regras externas impostas pela dieta para termos uma alimentação saudável e equilibrada;

2) **Honrar a fome:** se permitir comer quando tem fome, ao invés de restringir a alimentação fazendo com que possam ocorrer exageros e compulsões alimentares;

3) **Fazer as pazes com a comida:** com o objetivo de reconstruir a confiança em si mesmo, praticar a liberdade incondicional em comer;

4) **Desafiar o fiscal alimentar:** silenciar a voz julgadora

interna que afasta de uma relação de paz com a comida, para que consiga enxergar a comida com neutralidade;

5)   **Sentir a saciedade:** as dietas nos dessintonizam com as sensações de fome e saciedade. Este princípio nos ajuda a nos reconectar com a saciedade confortável;

6)   **Descobrir o fator de satisfação:** não comemos apenas para nos sentirmos saciados e para nos nutrirmos, mas também para nos sentirmos satisfeitos e contentes com as nossas escolhas. Neste sentido, é muito importante encontrar prazer dentro da alimentação;

7)   **Lidar com as emoções sem utilizar a comida:** em alguns casos, é normal encontrarmos conforto na comida, mas se a fome emocional é a única fonte de conforto, temos um problema. Existem muitas outras maneiras para lidarmos com as emoções negativas, inclusive nos permitir senti-las;

8)   **Respeitar o corpo:** desconstruir padrões de beleza irreais e aceitar o seu corpo ajuda a melhorar a relação com a comida. Não precisamos amar o nosso corpo, mas é interessante olharmos para o nosso corpo com respeito e neutralidade, vestindo-o de maneira confortável;

9)   **Exercitar-se e sentir a diferença:** movimentar o corpo de maneira prazerosa e focar no bem-estar ao invés de focar em gastar calorias e emagrecer;

10) **Honrar a saúde e praticar uma nutrição gentil:** saber que não existe uma "dieta perfeita" e saber escolher alimentos que nutrem tanto o corpo como a alma, garantindo um bem-estar físico e mental;

Os princípios do Comer Intuitivo visam aumentar a consciência interoceptiva removendo obstáculos como regras, crenças e pensamentos alinhados com a cultura opressiva da dieta. Por este motivo o protocolo para tratamento de transtornos alimentares inclui técnicas do Comer Intuitivo.

Estes princípios são direcionamentos, e não regras, e podem ser trabalhados em ordem aleatória. Comer Intuitivo não é uma abordagem onde a pessoa pode passar ou reprovar, é uma jornada e requer muita prática para adquirir experiência. É muito difícil se libertar da mentalidade da dieta. Cada pessoa tem o seu tempo.

Certa vez estava explicando isso a uma paciente muito querida e ela relacionou a prática do Comer Intuitivo com os "Quatro Estágios de Novas Competências" ([4]-[6]), e tem tudo a ver. Os Quatro Estágios de Novas Competências são:

1)   Incompetência Inconsciente - ele se aplica ao Comer Intuitivo a medida em que o paciente ainda não tem conhecimento sobre os princípios e ainda está inserido na cultura da dieta;

2)   Incompetência Consciente - o paciente sabe que pode se libertar das dietas e enxerga isso como algo positivo, mas ainda não sabe como aplicar os princípios do Comer Intuitivo na sua vida;

3)   Competência Consciente - O paciente já entende e sabe aplicar os princípios do Comer Intuitivo, mas ainda precisa praticar para fixá-los;

4)   Competência Inconsciente - O paciente já incorporou os princípios do Comer Intuitivo e os pratica automaticamente, sem esforços. Neste estágio, o paciente já virou um Comedor Intuitivo.

Muitas pessoas ainda não estão preparadas para entender a abordagem e para praticá-la. Na maioria das vezes, as pessoas precisam passar por suas próprias experiências para entender os danos causados pela cultura da dieta e devemos ter compaixão por essas pessoas. A maioria das pessoas atribui as falhas da dieta aos seus próprios comportamentos, e não às dietas, entretanto, em algum momento ocorre uma epifania e elas entendem que são as dietas que falham, e não elas mesmas. Não é questão de força de vontade.

Comer com Atenção Plena
(Mindful Eating)

A prática de Comer com Atenção Plena é baseada nas técnicas de *mindfulness.* Seu objetivo é trazer atenção para a experiência alimentar e olhar com curiosidade para o que se come, sem julgamentos. As técnicas de *Mindful Eating* são utilizadas no tratamento de transtornos alimentares e de comer transtornado e têm se mostrado efetivas para o tratamento da compulsão alimentar ([1];[2]).

Alguns dos componentes do *Mindful Eating* são [3]:

- Encontrar maior prazer através da alimentação: ao invés de seguirmos no piloto automático enquanto nos alimentamos, devemos trazer a nossa atenção à experiência multisensorial que é o ato de comer - visão (a apresentação do prato), audição (o alimento é crocante?), paladar (é gostoso? Quais ingredientes compõem esse alimento? Conseguimos distinguir o gosto?), tato (temperatura do alimento, sua textura), olfato (aroma do alimento).

- Aliestesia alimentar: percepção de como o prazer e a palatabilidade podem mudar durante uma refeição. É comum que as primeiras mordidas sejam mais gostosas quando estamos com muita fome, mas conforme continuamos a comer, pode ser que o alimento perca a graça. Vale a pena continuar comendo? Se estamos comendo com consciência e atenção plena, perceber essa sensação pode nos indicar que estamos ficando saciados.

- Prestar atenção, sem julgamentos: não julgar a nossa experiência alimentar nos permite compreender se tal experiência está sendo prazerosa e nos ajuda a silenciar nossos pensamentos julgadores sobre comida. Ao invés de pensarmos "este bolo tem muito açúcar!" podemos apenas fazer questionamentos neutros, como "este bolo está gostoso", ou "este bolo está solado".

- Praticar a gratidão: devemos ser gratos pelo o que estamos comendo. Podemos ser gratos apenas por ter o que comer, ou por todos os envolvidos no processo produtivo do alimento que estamos comendo (os supermercados que ficam abertos até tarde para que possamos comprar os alimentos que cozinhamos, os cozinheiros de restaurantes, os motoboys de aplicativos de delivery, entre outros).

Fazer as Pazes com a Comida é um Processo

"Você simplesmente não acorda e vira uma borboleta. Evolução é um processo" - Rupi Kaur

É interessante ver como cada um tem seu tempo e que tudo acontece no tempo ideal. Cada paciente evolui no seu próprio tempo, e às vezes, alguns precisam de um pouco mais de tempo para entender o processo.

Muitos apresentam resistência para abandonar a mentalidade da dieta (é difícil mesmo remar contra a maré em uma sociedade que só fala sobre isso), e alguns até desistem porque ainda não estão preparados.

Evoluir é desconfortável, mas é mais desconfortável ainda sofrer e gastar nosso valioso tempo obcecados com o corpo e a comida.

Estamos acostumados com a cultura da dieta nos falando: emagreça 10kg em 1 semana. Mas se dietas funcionassem, teríamos parado na primeira, certo? A cultura da dieta e seu imediatismo...

Fazer as pazes com o corpo e a comida é um processo que não é linear. É uma grande jornada, com altos e baixos. É necessário abraçar essa jornada, confiar no processo, ter autocompaixão, paciência e não desistir!

AGRADECIMENTOS

"Se algo é aterrorizante e, ao mesmo tempo, incrível, então você definitivamente deve persegui-lo" - Erada Svetlana

Escrever um livro sempre foi um sonho daqueles que eu não contava pra ninguém porque tinha muita vergonha e porque parecia algo grande demais pra mim. Até que, certo dia, atendi uma paciente querida que trabalha como editora e me senti segura para contar sobre este sonho para ela. Ainda bem que eu fiz isso! Ela me deu o empurrãozinho que faltava, me mostrando que era um sonho possível e que poderia ser realizado de maneira independente, sem me preocupar em ser aceita por uma editora. Obrigada, Clarissa!

Conforme comecei a escrever, começaram também os pensamentos típicos de síndrome da impostora: "como o meu livro vai ser bem aceito se não sou PhD em nada?", "o que meus colegas nutricionistas vão pensar?", "será que vão me julgar?". Ao longo desses meses escrevendo, me vi num dilema já que a ideia de ser autora é algo incrível, mas o medo do julgamento alheio estava sempre rondando. Entretanto, uma das coisas que mais me incentivou a seguir em frente foi o fato de que eu precisaria ter lido um livro exatamente como esse quando mais nova, e isso teria me poupado de inúmeros sofrimentos com relação a comida e corpo.

Comecei a pensar na minha trajetória. No começo da minha carreira, não me via atuando como nutricionista, então, assim que me formei, emendei uma segunda graduação e uma pós em *marketing*. Atuei nessa área mas continuava insatisfeita, não tinha encontrado um propósito de vida. Essa grande insatisfação somada às diversas crenças infundadas sobre dieta que escutava diariamente nos lugares que frequentava me impulsionaram a estudar mais sobre as novas abordagens de nutrição que eram pouco difundidas na época da minha formatura e estavam se popularizando no Brasil: a Nutrição Comportamental, Comer Intuitivo, Health At Every Size® e o Mindful Eating. Por isso, aqui vão mais agradecimentos: a todos que me deram uma oportunidade na área de *marketing*, pois sem essa oportunidade, jamais me redirecionaria para a nutrição. E obrigada também à cultura da dieta por me deixar tão indignada, fazendo com que eu tivesse cada vez mais vontade de estudar e lutar contra a disseminação de mitos sobre alimentação e o estigma do peso.

Para me atualizar na nutrição, mergulhei de cabeça: me aprimorei em Transtornos Alimentares pelo Ambulim, concluí o curso de Comer Intuitivo com a Evelyn Tribole, e ainda me matriculei como aluna especial em uma matéria sobre comportamento alimentar, da pós-graduação na Faculdade de Saúde Pública da USP, ministrada pela Marle, uma das idealizadoras da Nutrição Comportamental e uma das nutricionistas pioneiras no tratamento de Transtornos Alimentares. Também me inscrevi como aluna da Oficina de Produção Científica do Núcleo de Pesquisas do Ambulim.

Um dos meus livros preferidos diz que temos tendência a copiar o que gostamos, inclusive os nossos heróis. Essa minha trajetória e essa obra como um todo mostra o quanto isso é verdade e o quanto talvez já estivesse escrito nas estrelas, pois lá em 2014 recebi meu diploma de Nutricionista das mãos da própria Marle, minha primeira heroína da nutrição durante a graduação. Através dela fui apresentada a outros nutris-heróis (alguns apenas por artigos e livros), como Evelyn Tribole e outros pesquisadores incríveis que publicam livros e artigos para lutar contra o estigma do peso, cultura da dieta e contra o terrorismo nutricional. Muita admiração e gratidão a todos esses heróis! Agradeço também a toda a equipe de nutricionistas voluntários do Ambulim, que dedicam muitas horas fora do consultório particular para tratar gratuitamente pacientes com transtornos alimentares no HC pelo simples amor à profissão e mais do que isso, são professores do curso de aprimoramento e ajudam a formar outros profissionais com uma visão e atuação mais humana.

Através do aprimoramento no Ambulim tive a oportunidade de fazer amizade com nutricionistas maravilhosos que me incentivaram a ter coragem para criar meu *Instagram* (@nutricaorsini), onde posso ser minha melhor versão. Falando em *Instagram*, admiração sem tamanho também aos nutricionistas que dão suas caras a tapa na internet lutando por uma nutrição mais acolhedora e sem preconceitos. Aos queridos seguidores da @nutricaorsini, muito obrigada por me lembrarem todos os dias que estou no caminho certo, através de comentários tão carinhosos.

Voltando um pouco na linha do tempo, obrigada também às minhas colegas queridas que se formaram comigo na USP, e que hoje em dia brilham nas mais diversas áreas da nutrição.

Agradeço muito aos meus queridos pacientes, por me ensinarem tanto em todas as consultas. Obrigada por confiarem em mim para ajudá-los a fazer as pazes com a comida!

À psicóloga e minha parceira de equipe Lu Gallas, obrigada pelas trocas de experiências e pelo zelo com os nossos pacientes. Adoro a nossa pequena equipe!

À querida Malu (@malucakeconfeitaria), obrigada por ter feito meu bolo de aniversário, que viralizou nas redes sociais e que virou capa desse livro.

Por último, mas não menos importante, muito muito muito obrigada às minhas queridas revisoras (e melhores amigas) Bia, Flávia e Vick por toda sinceridade, correções e apoio ao longo dessa jornada (e por guardarem segredo). Vick, obrigada por escrever o prefácio e por ter entendido tudo sobre esse livro. Nem todo mundo está preparado.

Ao meu marido Rafael, obrigada por nunca se opor às minhas ideias maluquinhas e obrigada também à minha família por estar sempre ao meu lado. À minha avó, Maria Lucia, muito obrigada por rezar para que eu terminasse logo o meu "projeto secreto". Tenho certeza que o vovô está torcendo por mim também.

SOBRE A AUTORA

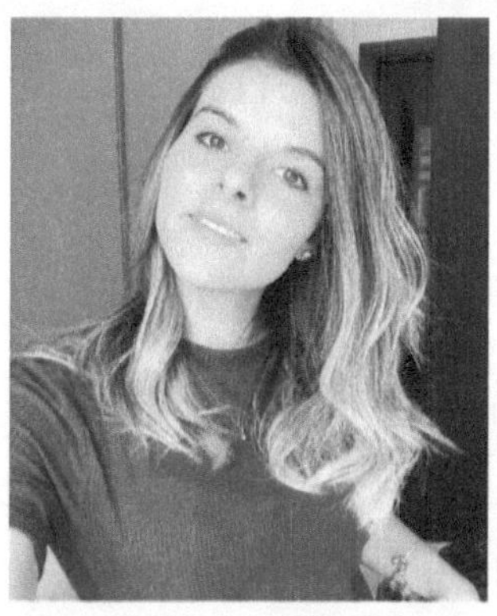

Ana Carolina Orsini é Nutricionista graduada pela Faculdade de Saúde Pública da Universidade de São Paulo (FSP - USP), com aprimoramento em Transtornos Alimentares pelo AMBULIM do Instituto de Psiquiatria do Hospital das Clínicas da Faculdade de Medicina da USP (IPq - HC - FMUSP) e com formação em Comer Intuitivo pelo INTUITIVE EATING PRO Skills Training Teleseminar.

Também possui bacharelado em Marketing pela Universidade Anhembi Morumbi, e master em Gestão de Marketing pela FAAP.

Acredita em uma nutrição humanizada, que respeita os sinais do corpo e a história do paciente, sem prescrição de dietas restritivas, terrorismo nutricional, julgamentos e sem foco no peso.

Visite o perfil @nutricaorsini no Instagram.

REFERÊNCIAS BIBLIOGRÁFICAS

Capítulo 1: O Que É A Cultura Da Dieta

1. SAUNT, R; WEST, H. Is butter a carb?: Unpicking Fact from Fiction in the World of Nutrition. Little Brown Book Group. 2019
2. HARRISON, C. Anti-diet: reclaim your time, money, well-being, and happiness through intuitive eating. Little Brown Spark. 2019
3. Body Confidence Progress Report 2015 - GOV.UK. Disponível em: https://www.gov.uk/government/publications/body-confidence-progress-report-2015 . Acesso em 06 de janeiro de 2021
4. NUTTER, S. et al. Positioning of weight bias: moving towards social justice. *Journal of obesity*. Hindawi Limited, 2016. doi: 10.1155/2016/3753650
5. TOMIYAMA, A. J.; MANN T. If shaming reduced obesity, there would be no fat people. *Hastings Cent Rep*. 2013 May-Jun;43(3):4-5; discussion 9-10. doi: 10.1002/hast.166. PMID: 23650055.
6. WOLF, N. O mito da beleza. Rosa dos Tempos, 2018.

Dicotomia De Alimentos

1. POLIVY J ; HERMAN C.P. Dieting and binging. A causal analysis. *Am Psychol*. 1985; 40: 193-201
2. POLIVY J ; HERMAN C.P. An evolutionary perspective on dieting. *Appetite*. 2006; 30–35

3.BIRCH L.L et al. Learning to overeat: maternal use of restrictive feeding practices promotes girls' eating in the absence of hunger. *Am J Clin Nutr.* 2003; 78: 215

4. POLIVY J et al. Food restriction and binge eating: a study of former prisoners of war. *J Abnorm Psychol.* 1994 May;103(2):409-11. doi: 10.1037//0021-843x.103.2.409. PMID: 8040513.

Mentalidade Da Dieta

1. TRIBOLE, E.; RESCH, E. Intuitive eating: A revolutionary anti-diet approach. Fourth Edition. St. Martins Essentials. 2020

2.CRAWFORD, R. Healthism and the medicalization of everyday life. *Int J Health Serv.* 1980;10(3):365-88. doi: 10.2190/3H2H-3XJN-3KAY-G9NY. PMID: 7419309.

3.HARRISON, C. Anti-diet: reclaim your time, money, well-being, and happiness through intuitive eating. Little Brown Spark. 2019

4. KEYS, A. et. al. The Biology of Human Starvation (2 volumes), University of Minnesota Press, 1950.

5. POLIVY J. Psychological consequences of food restriction. *J Am Diet Assoc.* 1996 Jun;96(6):589-92; quiz 593-4. doi: 10.1016/S0002-8223(96)00161-7. PMID: 8655907.

6. POLIVY J, COLEMAN J, HERMAN CP. The effect of deprivation on food cravings and eating behavior in restrained and unrestrained eaters. *Int J Eat Disord.* 2005 Dec;38(4):301-9. doi: 10.1002/eat.20195. PMID: 16261600.

7. PIETILAINEN KH, SAARNIS SE, KAPRIO J, RISSANEN A. Does dieting make you fat? A twin study. *Int J Obes (Lond).* 2012 Mar;36(3):456-64. doi: 10.1038/ijo.2011.160. Epub 2011 Aug 9. PMID: 21829159.

8. PUHL RM, HEUER CA. The stigma of obesity: a review and update. *Obesity (Silver Spring).* 2009 May;17(5):941-64. doi: 10.1038/oby.2008.636. Epub 2009 Jan 22. PMID: 19165161.

9.PUHL R, BROWNELL K. Psychosocial origins of obesity stigma:

toward changing a powerful and pervasive bias. *Obes Rev.* 2003;4(4):213–227.

10. PUHL R, PETERSON JL, LUEDICKE J. Fighting obesity or obese persons? Public perceptions of obesity-related health messages. *Int J Obes (Lond).* 2013 Jun;37(6):774-82. doi: 10.1038/ijo.2012.156. Epub 2012 Sep 11. PMID: 22964792.

11. TOMIYAMA AJ. Weight stigma is stressful. A review of evidence for the Cyclic Obesity/Weight-Based Stigma model. *Appetite.* 2014 Nov;82:8-15. doi: 12.1016/j.appet.2014.06.108. Epub 2014 Jul 2. PMID: 24997407.

13. BACON, L. Health at Every Size. The surprising truth about your weight (p. 401). Dallas, TX: BenBella Books. 2010

14. TOMIYAMA AJ, MANN T. If shaming reduced obesity, there would be no fat people. Hastings Cent Rep. 2013 May-Jun;43(3):4-5; discussion 9-10. doi: 10.1002/hast.166. PMID: 23650055.

15. Bloomberg. Weight Loss and Weight Management Market Worth $245.51 Billion by 2022 - Exclusive Report by MarketsandMarkets™ . Disponível em: https://www.bloomberg.com/press-releases/2019-07-24/weight-loss-and-weight-management-market-worth-245-51-billion-by-2022-exclusive-report-by-marketsandmarkets . Acesso em 08 de Fevereiro de 2021

Nutricionismo

1. SCRINIS, G. Nutritionism: The Science and Politics of Dietary Advice. Columbia University Press. 2013

2.POLLAN, M. Unhappy meals. New York Times Magazine. 2007. Disponível em: http://www.nytimes.com/2007/01/28/magazine/28nutritionism.t.html.

3. POLLAN, M. Em Defesa da Comida. Intrínseca. 2008

Profissão Nutricionista

1.   CFN - Conselho Federal de Nutricionistas. Legislação. Disponível em: https://www.cfn.org.br/index.php/legislacao/leis/. Acesso em 6 de janeiro de 2021

2. CFN - Conselho Federal de Nutricionistas. Código de Ética dos Nutricionistas. Disponível em: https://www.cfn.org.br/index.php/codigo-de-etica/ Acesso em 17 de Janeiro de 2021

Nutricionistas Também São Estereotipados

1. BOUTARI C, PAPPAS PD, MINTZIORI G, NIGDELIS MP, ATHANASIADIS L, GOULIS DG, MANTZOROS CS. The effect of underweight on female and male reproduction. *Metabolism.* 2020 Jun;107:154229. doi: 10.1016/j.metabol.2020.154229. Epub 2020 Apr 11. PMID: 32289345.

2. ROBINSON L, MICALI N, MISRA M. Eating disorders and bone metabolism in women. *Curr Opin* Pediatr. 2017 Aug;29(4):488-496.   doi: 10.1097/MOP.0000000000000508. PMID: 28520584; PMCID: PMC5675561.

3. SUNDGOT-BORGEN J. Risk and trigger factors for the development of eating disorders in female elite athletes. *Med Sci Sports Exerc* 1994;26(4):414-9

4. MORGAN, C. et al. Etiologia dos transtornos alimentares: Etiologia dos transtornos alimentares: Etiologia dos transtornos alimentares: aspectos biológicos, psicológicos e aspectos biológicos, psicológicos e sócio-culturais. *Rev Bras Psiquiatr* 2002;24(Supl III):18-23

5. TYLKA, T. L, et al. "Is Intuitive Eating the same as Flexible Dietary Control? Their Links to Each Other and Well-Being Could Provide an Answer". *Appetite* 95. 2015

O Nosso Guia Alimentar Para A População Brasileira

1. Food and Agriculture Organization of the United Nations
2. AHMED S, DOWNS S, FANZO J. Advancing an Integrative Framework to Evaluate Sustainability in National Dietary Guidelines. *Front. Sustain. Food Syst.* 2019 3:76. doi: 10.3389/fsufs.2019.00076.
3. NUPENS, USP. Manifestação do Nupens/USP sobre a Nota Técnica nº 42/2020 do Ministério da Agricultura com descabidos ataques ao Guia Alimentar para a População Brasileira.
4. BRASIL. Ministério da Saúde. Secretaria de Atenção à Saúde. Departamento de Atenção Básica. Guia alimentar para a população brasileira. 2. ed., Brasília: Ministério da Saúde, 2014. 156 p. : il.

Rótulos De Alimentos

1. ANVISA. Rotulagem Nutricional Obrigatória - Manual de Orientação aos Consumidores para consumo saudável. 2008

Capítulo 2: O Que É O Comer Transtornado?

1. THOMAS, L . Just eat it: How Intuitive Eating can help you get your shit together around food. Bluebird; Main Market edition. 2019
2.R. SATHERLEY ET AL., "Disordered eating practices in gastrointestinal disorders", *Appetite* 84 (2015): 240-50.
3. C BOYD ET AL., "Psychological features are important predictors of functional gastrointestinal disorders in patients with eating disorders", *Scandinavian Journal of Gastroenterology* 40, no. 8 (2005): 929-35
4. KELSO JM. Unproven Diagnostic Tests for Adverse Reactions to Foods. J *Allergy Clin Immunol Pract.* 2018 Mar-Apr;6(2):362-365. doi: 10.1016/j.jaip.2017.08.021. PMID: 29524991.

5. AZIZ I, HADJIVASSILIOU M, SANDERS DS. Does gluten sensitivity in the absence of coeliac disease exist? *BMJ*. 2012; 345: e7907. Disponível em URL: http://www.bmj.com/content/345/bmj.e7907.long

6. TREASURE J, DUARTE TA, SCHIMIDT U. Eating disorders. *Lancet*. 2020 Mar 14;395(10227):899-911. doi: 10.1016/S0140-6736(20)30059-3. PMID: 32171414.

Ortorexia Nervosa

1. AMERICAN PSYCHIATRIC ASSOCIATION (APA). Feeding and eating disorders. In: Diagnostic and Statistical Manual of Mental Disorders (DSM-5). 5 ed. Arlington, VA: American Psychiatric Publishing, 2013, p. 338-54.

2. WORLD HEALTH ORGANIZATION (WHO). International Classification of diseaseas for mortality and morbidity statistics. Eleventh revision. Geneva, Switzerland: World Health Organization, 2018.

3. TURNER, PG, LEFEVRE, CE. Instagram use is linked to increased symptoms of orthorexia nervosa. *Eat Weight Disord - Stud Anorexia, Bulim Obes*. 1 Jun 2017

4. DUNN TM, BRATMAN S. On orthorexia nervosa: A review of literature and proposed diagnostic criteria. *Eat Behav*. 2016

5. STEIN K. Severely restricted diets in the absence of medical necessity: the unintended consequences. *J Acad Nutr Diet*. 2014

6. BRATMAN, S; KNIGHT, D. Health food junkies: orthorexia nervosa: overcoming the obsession with healthy eating. New York: Broadway Books, p. 256, 2000

7. BRATMAN, S. Orthorexia vs. theories of health eating. *Eat Weight Disord*, v. 22, p. 381-5, 2017

8. TREMELLING, K. et al., "Orthorexia Nervosa and Eating Disorder Symptoms in Registered Dietitian Nutritionists in the United States". *Journal of the Academy of Nutrition and Dietetics* 117, no 10. (October 2017): 1612-17

Transtornos Alimentares

1.National Eating Disorders Association (NEDA). Busting Myths About Eating Disorders. Disponível em: https://www.nationaleatingdisorders.org/busting-myths-about-eating-disorders

2. ALVARENGA, M. S. et al. Transtornos Alimentares e Nutrição: da prevenção ao tratamento. Manole, 2019.

3. SMINK FR, VAN HOEKEN D, HOEK HW (2012) Epidemiology of eating disorders: Incidence, prevalence and mortality rates. *Current Psychiatry Reports* 14: 406–414.

4. ALVARENGA M, organizadora. Nutrição comportamental. Barueri: Manole

Insatisfação Corporal

5. APARICIO-MARTINEZ P, PEREA-MORENO AJ, MARTINEZ-JIMENEZ MP, Redel-Macías MD, PAGLIARI C, VAQUERO-ABELLAN M. Social Media, Thin-Ideal, Body Dissatisfaction and Disordered Eating Attitudes: An Exploratory Analysis. *Int J Environ Res Public Health.* 2019 Oct 29;16(21):4177. doi: 10.3390/ijerph16214177. PMID: 31671857; PMCID: PMC6861923.

6. GRIFFTHS S, MURRAY SB, KRUG I, MCLEAN SA. The Contribution of Social Media to Body Dissatisfaction, Eating Disorder Symptoms, and Anabolic Steroid Use Among Sexual Minority Men. *Cyberpsychol Behav Soc Netw.* 2018

Mar;21(3):149-156. doi: 10.1089/cyber.2017.0375. Epub 2018 Jan 24. PMID: 29363993; PMCID: PMC5865626.

7. UCHOA FNM, UCHOA NM, DANIELE TMDC, LUSTOSA RP, GARRIDO ND, DEANA NF, ARANHA ÁCM, ALVES N. Influence of the Mass Media and Body Dissatisfaction on the Risk in Adolescents of Developing Eating Disorders. *Int J Environ Res Public Health*. 2019 Apr 29;16(9):1508. doi: 10.3390/ ijerph16091508. PMID: 31035441; PMCID: PMC6540021.

8. BECKER AE, BURWELL RA, GILMAN SE, HERZOG DB, HAMBURG P. Eating behaviours and attitudes following prolonged exposure to television among ethnic Fijian adolescent girls. *Br J Psychiatry*. 2002 Jun;180:509-14. doi: 10.1192/ bjp.180.6.509. PMID: 12042229.

9. BECKER AE, FAY KE, AGNEW-BLAIS J, KHAN AN, STRIEFEL-MOORE RH, GILMAN SE. Social network media exposure and adolescent eating pathology in Fiji. *Br J Psychiatry*. 2011 Jan;198(1):43-50. doi: 10.1192/bjp.bp.110.078675. PMID: 21200076; PMCID: PMC3014464.

10. TOMIYAMA A.J. , MANN T., If shamming reduced obesity, there would be no fat people, *Hastings Center Report* 43, no 3 (2013); 4-5

11. VARTANIAN L., PORTER A. Weight stigma and eating behavior: A review of the literature. *Appetite 102*, 1 July 2016, Pages 3-14

12. COHEN R, NEWTON-JOHN T, SLATER A. The case for body positivity on social media: Perspectives on current advances and future directions. *J Health Psychol*. 2020 Mar 19:1359105320912450. doi: 10.1177/1359105320912450. Epub ahead of print. PMID: 32191132.

13. OLTUSKI R. Please stop telling me to love my body: Embracing body neutrality. Man Repeller, 3 October. 2017. Disponível em: https://repeller.com/body-neutrality-movement/

14. TYLKA TL, WOOD-BARCALOW NL. What is and what is

not positive body image? Conceptual foundations and construct definition. *Body Image*. 2015 Jun;14:118-29. doi: 10.1016/j.bodyim.2015.04.001. Epub 2015 Apr 25. PMID: 25921657.

15. FREDERICK DA, DANIELS EA, BATES ME, TYLKA TL. Exposure to thin-ideal media affects most, but not all, women: Results from the Perceived Effects of Media Exposure Scale and open-ended responses. *Body Image*. 2017 Dec;23:188-205. doi: 10.1016/j.bodyim.2017.10.006. Epub 2017 Nov 10. PMID: 29132044.

O Que É Comer Normal?

1. SATTER, E. Secrets of Feeding a Healthy Family. Kelcy Press, 1999

2. Ellyn Satter Institute. Normal Eating. Disponível em: https://www.ellynsatterinstitute.org

Peso Natural

1. PIETILAINEN KH, SAARNI SE, KAPRIO J, RISSANEN A. Does dieting make you fat? A twin study. *Int J Obes (Lond)*. 2012 Mar;36(3):456-64. doi: 10.1038/ijo.2011.160. Epub 2011 Aug 9. PMID: 21829159.

2. CRAWFORD D, JEFFERY RW, FRENCH SA. Can anyone successfully control their weight? Findings of a three year community-based study of men and women. *Int J Obes Relat Metab Disord*. 2000 Sep;24(9):1107-10. doi: 10.1038/sj.ijo.0801374. PMID: 11033978.

3.THOMAS, L . Just eat it: How Intuitive Eating can help you get your shit together around food. Bluebird; Main Market edition. 2019

4. FILDES A, CHARLTON J, RUDISILL C, LITTLEJOHNS P, PREVOST AT, GULLIFORD MC. Probability of an Obese Person Attaining Normal Body Weight: Cohort Study Using Electronic Health Records. *Am J Public Health*. 2015 Sep;105(9):e54-9. doi: 10.2105/AJPH.2015.302773. Epub 2015 Jul 16. PMID: 26180980; PMCID: PMC4539812.

5. HUNGER, J. M., SMITH, J. P., TOMIYAMA A. J. (2020). An Evidence-Based Rationale for Adopting Weight-Inclusive Health Policy. *Social Issues and Policy Review*, 14(1), 73–107. doi:10.1111/sipr.12062

Autocompaixão

1. SALZBERG, S. Loving Kindness. The Revolutionary Art of Happiness. Shambhala. 2002

2. NEFF, K. Self-Compassion: The Proven Power of Being Kind to Yourself. William Morrow Paperbacks. 2015

3. TYLKA TL, RUSSELL HL, NEAL AA. Self-compassion as a moderator of thinness-related pressures' associations with thin-ideal internalization and disordered eating. *Eat Behav*. 2015 Apr;17:23-6. doi: 10.1016/j.eatbeh.2014.12.009. Epub 2014 Dec 10. PMID: 25536526.

4. BERGUNDE L, DRITSCHEL B. The shield of self-compassion: A buffer against disordered eating risk from physical appearance perfectionism. *PLoS One*. 2020 Jan 13;15(1):e0227564. doi: 10.1371/journal.pone.0227564. PMID: 31929572; PMCID: PMC6957174.

5. BRAUN TD, PARK CL, GORIN A. Self-compassion, body image, and disordered eating: A review of the literature. *Body Image*. 2016 Jun;17:117-31. doi: 10.1016/j.bodyim.2016.03.003. Epub 2016 Mar 31. PMID: 27038782.

6. SERPELL L, AMEY R, KAMBOJ SK. The role of self-compassion

and self-criticism in binge eating behaviour. *Appetite*. 2020 Jan 1;144:104470. doi: 10.1016/j.appet.2019.104470. Epub 2019 Oct 3. PMID: 31586596.

7. TURK F, WALLER G. Is self-compassion relevant to the pathology and treatment of eating and body image concerns? A systematic review and meta-analysis. *Clin Psychol Rev*. 2020 Jul;79:101856. doi: 10.1016/j.cpr.2020.101856. Epub 2020 Apr 30. PMID: 32438284.

8. SCARDERA S, SACCO S, DA SANTE J, Booij L. Body image-related cognitive fusion and disordered eating: the role of self-compassion and sad mood. *Eat Weight Disord*. 2020 Feb 21. doi: 10.1007/s40519-020-00868-w. Epub ahead of print. PMID: 32086789.

9.SHENAAR-GOLAN V, WALTER O. Do Emotional Intelligence and Self-compassion Affect Disordered Eating Perceptions? *Am J Health Behav*. 2020 Jul 1;44(4):384-391. doi: 10.5993/AJHB.44.4.2. PMID: 32553021.

Capítulo 3: O Estigma Do Peso

1. O'HARA, L., TAYLOR, J. (2018). What's Wrong With the "War on Obesity?" A Narrative Review of the Weight-Centered Health Paradigm and Development of the 3C Framework to Build Critical Competency for a Paradigm Shift. *SAGE Open,* 8(2), 215824401877288. doi:10.1177/2158244018772888

2. HARRISON, C. Debate: A Conversation on Weight Management and Health at Every Size®. FNCE slides, 2018. 2. Harrison, C. ANTI-DIET: reclaim your time, money, well-being, and happiness through intuitive eating. [S.l.], Little Brown Spark. 2019.

3. LATNER JD, BARILE JP, DURSO LE, O'BRIEN KS. Weight and health-related quality of life: the moderating role of weight discrimination and internalized weight bias. *Eat Behav*.

2014;15(4):586–90.

4. BROWNE N. Weight bias, stigmatization, and bullying of obese youth. *Bariatr Nurs Surg Patient Care.* 2012;7(3):107–15

5. PUHL RM. Weight stigmatization toward youth: a significant problem in need of societal solutions. *Child Obes.* 2011;7(5):359.

6. ANDREYEVA T, Puhl RM, Brownell KD. Changes in perceived weight discrimination among Americans, 1995–1996 through 2004–2006. *Obesity* 2008;16(5):1129–34

7. PUHL RM, BROWNELL KD. Confronting and Coping with Weight Stigma: An Investigation of Overweight and Obese Adults*. *Obesity.* 2006;14(10):1802-1815.

8. TYLKA TL, ANNUZIATO RA, BURGARD D, et al. The weight-inclusive versus weight-normative approach to health: evaluating the evidence for prioritizing well-being over weight loss. *J Obes.* 2014;2014:983495

9. ALBERGA AS, RUSSELL-MAYHEW S, VON RANSON KM, MC LAREN L, RAMOS SALAS X, SHARMA AM. Future research in weight bias: what next? *Obesity* 2016;24(6):1207–9.

10. World Health Organization. European Region. Weight bias. Disponível em: https://www.euro.who.int/__data/assets/pdf_file/0017/351026/WeightBias.pdf . Acesso em 21 de janeiro de 2021

11. PUHL RM, MOSS-RACUSIN CA, SCHWARTZ MB, BROWNELL KD. Weight stigmatization and bias reduction: perspectives of overweight and obese adults. *Health Educ Res.* 2008;23(2):347–58.

12. GUNNARS K. Science confirms: "fat shaming" just makes things worse. Healthline [website]. 20 September 2015. Disponível em: https://authoritynutrition.com/fat-shamingmakes-things-worse. Acesso 3 de Fevereiro de 2021.

13. TOMIYAMA AJ. Weight stigma is stressful: a review of evidence for the cyclic obesity/weight-based stigma model.

Appetite 2014;82:8–15.

14. MAJOR B, HUNGER JM, BUNYAN DP, Miller CT. The ironic effects of weight stigma. *J Exp Soc Psychol.* 2014;51:74–80.

15. SCHVEY N, PUHL RM, BROWNELL KD. The stress of stigma: exploring the effect of weight stigma on cortisol reactivity. *Psychosom Med.* 2014;76(2):156–62.

16. SCHVEY NA, PUHL RM, BROWNELL KD. The impact of weight stigma on caloric consumption. *Obesity* 2011;19(10):1957–62

17. PUHL RM, HEUER CA. The stigma of obesity: a review and update. *Obesity* 2009;17(5):941–64

18. SUTIN AR, STEPHAN Y, TERRACCIANO A. Weight discrimination and risk of mortality. *Psychol Sci.* 2015;26(11):1803–11

19. KAHAN S, PUHL RM. The damaging effects of weight bias internalization. *Obesity* 2017;25(2):280–1.

20. BASAR GOKCEN B., AKDEVELIOGLU Y., CANAN S., BOZKURT N., 2020. Increased risk of eating disorders in women with polycystic ovary syndrome: a case-control study. Gyne*cological Endocrinology.* 2020 pp.1-4.

21. DAMONE A., JOHAM A., LOXTON D., EARNEST A., TEEDE H., MORAN L. Depression, anxiety and perceived stress in women with and without PCOS: a community-based study. *Psychological Medicine.* 2018 49(09), pp.1510-1520.

22. KRUG I., GILES S., PAGANINI C. Binge eating in patients with polycystic ovary syndrome: prevalence, causes, and management strategies. *Neuropsychiatric Disease and Treatment,* Volume 15, 2019. pp.1273-1285.

23. LEE I., COONEY L., SAINI S., SAMMEL M., ALLISON K., DOKRAS A. Increased odds of disordered eating in polycystic ovary syndrome: a systematic review and meta-analysis. *Eating and Weight Disorders - Studies on Anorexia, Bulimia and Obesity,*

2018. 24(5), pp.787-797.

Imc Não É Indicativo De Saúde

1. HUMPHREYS S. The unethical use of BMI in contemporary general practice. *Br J Gen Pract.* 2010 Sep;60(578):696-7. doi: 10.3399/bjgp10X515548. PMID: 20849708; PMCID: PMC2930234.

2. WEIR CB, JANA. BMI Classification Percentile And Cut Off Points. 2020 Jul 10. In: StatPearls [Internet]. Treasure Island (FL): StatPearls Publishing; 2020 Jan–. PMID: 31082114.

3. TOMIYAMA A., HUNGER J., NGUYEN-CUU, J. et al. Misclassification of cardiometabolic health when using body mass index categories in NHANES 2005–2012. *Int J Obes 40*, 883–886 (2016). https://doi.org/10.1038/ijo.2016.17

4. TOMIYAMA AJ, FINCH LE, BELSKY ACI, BUSS J, FINLEY C, SCHWARTZ MB et al. Weight bias in 2001 versus 2013: Contradictory attitudes among obesity researchers and health professionals. *Obesity (Silver Spring)* 2015; 23: 46–53.

5. NUTTALL FQ. Body Mass Index: Obesity, BMI, and Health: A Critical Review. *Nutr Today.* 2015;50(3):117-128. doi:10.1097/NT.0000000000000092

6. OLIVER, J. E. Fat Politics: The Real Story Behind America's Obesity Epidemic, 2005.

7. MOYNIHAN R. Obesity task force linked to WHO takes "millions" from drug firms. *BMJ.* 2006 Jun 17;332(7555):1412. doi: 10.1136/bmj.332.7555.1412-a. PMID: 16777884; PMCID: PMC1479667.

8. LAVIE CJ, DE SCHUTTER A, MILANI RV . Healthy obese versus unhealthy lean: The obesity paradox. *Nat Rev Endocrinol* 2015; 11: 55–62.

9. FRIEDEMANN SMITH C, HENEGHAN C, WARD A . Moving focus from weight to health. What Are the components used in interventions to improve cardiovascular health in children? *PLoS One* 2015; 10: e0135115.

10. HUNGER JM, TOMIYAMA AJ . A call to shift the public health focus away from weight. *Am J Public Health* 2015; 105: e3–e3.

11.DOONER, C. The Fuck It Diet: Eating Should Be Easy. Harper Wave. 2019

12.ORTEGA FB, LEE D-C, KATZMERZYK PT, RUIZ JR, SUI X, CHURCH TS et al. The intriguing metabolically healthy but obese phenotype: Cardiovascular prognosis and role of fitness. *Eur Heart J* 2013; 34: 389–397.

13. HARRISON, C. Debate: A Conversation on Weight Management and Health at Every Size®. FNCE slides, 2018. 2. Harrison, C. ANTI-DIET: reclaim your time, money, well-being, and happiness through intuitive eating. [S.l.], Little Brown Spark. (26 Dez 2019)

14.ALVARENGA M et al. Nutrição comportamental. Barueri: Manole

15.VALLGARDA S, NIELSEN MEJ, HANSEN AKK, CATHAOIR KÓ, HARTLEV M, HOLM L, CHRISTENSEN BJ, JENSEN JD, SORENSEN TIA, SANDOE P. Should Europe follow the US and declare obesity a disease?: a discussion of the so-called utilitarian argument. *Eur J Clin Nutr.* 2017 Nov;71(11):1263-1267. doi: 10.1038/ ejcn.2017.103. Epub 2017 Sep 27. PMID: 28952605.

16. HEBEBRAND J, HOLM JC, WOODWARD E, BAKER JL, BLAAK E, DURRER SCHUTZ D, FARPOUR-LAMBERT NJ, FRUHBECK G, HALFORD JGC, LISSNER L, MICIC D, MULLERROVA D, ROMAN G, SCHINDLER K, TOPLAK H, VISSCHER TLS, YUMUK V. A Proposal of the European Association for the Study of Obesity to Improve the ICD-11 Diagnostic Criteria for Obesity Based on the Three Dimensions Etiology, Degree of Adiposity and Health Risk. *Obes*

Facts. 2017;10(4):284-307. doi: 10.1159/000479208. Epub 2017 Jul 22. PMID: 28738325; PMCID: PMC5644953.

Saúde Em Todos Os Tamanhos (Health At Every Size)

17. BACON, L. Health at every size: The surprising truth about your weight. BenBella Books, Inc. 2010

18. CARBONNEAU E, BEGIN C, LEMIEUX S, MONGEAU L, PAQUETTE MC, TURCOTTE M, LABONTE MÈ, PROVENCHER V. A Health at Every Size intervention improves intuitive eating and diet quality in Canadian women. *Clin Nutr.* 2017 Jun;36(3):747-754. doi: 10.1016/j.clnu.2016.06.008. Epub 2016 Jun 18. PMID: 27378611.

19. BACON L, STERN JS, VAN LOAN MD, KEIM NL. Size acceptance and intuitive eating improve health for obese, female chronic dieters. *J Am Diet Assoc.* 2005 Jun;105(6):929-36. doi: 10.1016/j.jada.2005.03.011. PMID: 15942543.

20. PROVENCHER, V., BEGIN, C., TREMBLAY, A., MONGEAU L., CORNEAU L., DODIN S., LEMIEUX S Health-at-every-size and eating behaviors: 1-year follow-up results of a size acceptance intervention. *Journal of the American Dietetic Association* (2009). 109(11), 1854-1861.

21.CARBONNEAU E., BEGIN C., LEMIEUX S., MONGEAU L., PAQUETTE M. C., TURCOTTE M., PROVENCHER V. (2017). A Health at Every Size intervention improves intuitive eating and diet quality in ., CLIFFORD D., MORRIS M. N. (2015). Health at every size college course reduces dieting behaviors and improves intuitive eating, body esteem, and anti-fat attitudes. *Journal of nutrition education and behavior*, 47(4), 354-360.

22. BACON L, APHRAMOR L. Weight Science: Evaluating the Evidence for a Paradigm Shift. *Nutr J.* 2011;10(1):9.

23. HARRISON, C. Debate: A Conversation on Weight

Management and Health at Every Size®. FNCE slides, 2018

Ser A Favor Da Diversidade De Corpos É Romantizar A Obesidade?

1.HARRISON, C. ANTI-DIET: reclaim your time, money, well-being, and happiness through intuitive eating. Little Brown Spark. 2019

Obsessão Pelo Peso

1.HARRISON, C. ANTI-DIET: reclaim your time, money, well-being, and happiness through intuitive eating. Little Brown Spark. 2019

2.THOMAS L . Just eat it: How Intuitive Eating can help you get your shit together around food. Bluebird; Main Market edition. 2019

Fotos "Antes E Depois"

1. CFN - Conselho Federal de Nutricionistas. Legislação. Disponível em: https://www.cfn.org.br/index.php/legislacao/leis/. Acesso em 6 de janeiro de 2021

2. CFN - Conselho Federal de Nutricionistas. Código de Ética dos Nutricionistas. Disponível em: https://www.cfn.org.br/index.php/codigo-de-etica/ Acesso em 17 de Janeiro de 2021

Emagrecimento Rápido A Qualquer Custo

1. FOTHERGILL E, GUO J, HOWARD L, KERNS JC, KNUTH ND, BRYCHTA R, CHEN KY, SKARULIS MC, WALTER M, WALTER

PJ, HALL KD. Persistent metabolic adaptation 6 years after "The Biggest Loser" competition. *Obesity (Silver Spring)*. 2016 Aug;24(8):1612-9. doi: 10.1002/oby.21538. Epub 2016 May 2. PMID: 27136388; PMCID: PMC4989512.

Privilégio Magro

1.HARRISON, C. ANTI-DIET: reclaim your time, money, well-being, and happiness through intuitive eating. [S.l.], LITTLE BROWN SPARK. 2019.

2. THOMAS, L . Just eat it: How Intuitive Eating can help you get your shit together around food. Bluebird; Main Market edition. 2019

Capitulo 4: Os Prejuizos Da Dieta Restritiva

1. POLIVY J, Herman CP. Dieting and binging. A causal analysis. *Am Psychol*. 1985; 40: 193-201

2. POLIVY J, Herman CP. An evolutionary perspective on dieting. *Appetite*. 2006; 30–35

3. BIRCH LL et al. Learning to overeat: maternal use of restrictive feeding practices promotes girls' eating in the absence of hunger. *Am J Clin Nutr*. 2003; 78: 215-20.

4. TRIBOLE, E. ; RESCH, E. The Intuitive eating workbook. Oakland, CA: New Harbinger Publications, Inc. 2017

5. KEYS, A., BROZEK, J., HENSCHEL A., MICKELSEN O., TAYLOR H. L., The Biology of Human Starvation (2 volumes), *University of Minnesota Press*, 1950.

6. THOMAS, L . Just eat it: How Intuitive Eating can help you get your shit together around food. Bluebird; Main Market edition. 2019

7. Bloomberg. Weight Loss and Weight Management Market Worth $245.51 Billion by 2022 - Exclusive Report by MarketsandMarkets™ . Disponível em: https://www.bloomberg.com/press-releases/2019-07-24/weight-loss-and-weight-management-market-worth-245-51-billion-by-2022-exclusive-report-by-marketsandmarkets . Acesso em 08 de Fevereiro de 2021

The Minnesota Starvation Experiment

1. KEYS, A., BROZEK, J., HENSCHEL A., MICKELSEN O., TAYLOR H. L., The Biology of Human Starvation (2 volumes), *University of Minnesota Press*, 1950.

O Efeito Sanfona

1.TYLKA TL, ANNUZIATO RA, BURGARD D, DANIELSDOTTIR S, SHUMMAN E, DAVIS C, CALOGERO RM. The weight-inclusive versus weight-normative approach to health: evaluating the evidence for prioritizing well-being over weight loss. *J Obes.* 2014;2014:983495. doi: 10.1155/2014/983495. Epub 2014 Jul 23. PMID: 25147734; PMCID: PMC4132299.

2. THOMAS, L . Just eat it: How Intuitive Eating can help you get your shit together around food. Bluebird; Main Market edition. 2019

3. RZEHAK P, MEISINGER C, WOELKE G, BRASCHE S, STRUBE G, HEINRICH J. Weight change, weight cycling and mortality in the ERFORT Male Cohort Study. *Eur J Epidemiol.* 2007;22(10):665-73. doi: 10.1007/s10654-007-9167-5. Epub 2007 Aug 4. PMID: 17676383.

4. BROWNELL KD, RODN J. Medical, metabolic, and

psychological effects of weight cycling. *Arch Intern Med.* 1994 Jun 27;154(12):1325-30. PMID: 8002684.

5. MANSON C. B., TAYLOR W. C. WILLETT G. A., COLDITZ "Association of weight change, weight control practices, and weight cycling among women in the Nurses' Health Study II," *International Journal of Obesity*, vol. 28, no. 9, pp. 1134–1142, 2004

6. CEREDA E, MALAVAZOS AE, CACCIALANZA R, RONDANELLI M, FATATI G, BARICHELLA M. Weight cycling is associated with body weight excess and abdominal fat accumulation: a cross-sectional study. *Clin Nutr.* 2011 Dec;30(6):718-23. doi: 10.1016/ j.clnu.2011.06.009. Epub 2011 Jul 20. PMID: 21764186.

Obesidade E Covid 19

1. HUSSAIN A, MAHWAR K, XIA Z, YANGW, El-Hasani S. Obesity and mortality of COVID-19. Meta-analysis. Obes Res Clin Pract. 2020 Jul-Aug;14(4):295-300. doi: 10.1016/j.orcp.2020.07.002. Epub 2020 Jul 9. Erratum in: *Obes Res Clin Pract.* 2021 Jan-Feb;15(1):100. PMID: 32660813; PMCID: PMC7346803.

2. KORAKAS E, IKONOMIDIS I, KOUSATHANA F, BALAMPANIS K, KOUNTOURI A, RAPTIS A, PALAIAODIMOU L, KOKKINOS A, LAMBADIARI V. Obesity and COVID-19: immune and metabolic derangement as a possible link to adverse clinical outcomes. *Am J Physiol Endocrinol Metab.* 2020 Jul 1;319(1):E105-E109. doi: 10.1152/ ajpendo.00198.2020. Epub 2020 May 27. PMID: 32459524; PMCID: PMC7322508.

3. VAHIDY FS, NICOLAS JC, MEEKS JR, et al. Racial and ethnic disparities in SARS-CoV-2 pandemic: analysis of a COVID-19 observational registry for a diverse US metropolitan population. *BMJ Open* 2020;**10**:e039849.

doi: 10.1136/bmjopen-2020-039849

4. HARRISON, C. The Latest on COVID-19 and Weight. Disponível em: https://christyharrison.com/blog/the-latest-on-covid-19-and-weight . Acesso em 25 de Fevereiro de 2021

5. VARTANIAN LR, PORTER AM. Weight stigma and eating behavior: A review of the literature. *Appetite.* 2016 Jul 1;102:3-14. doi: 10.1016/j.appet.2016.01.034. Epub 2016 Jan 29. PMID: 26829371.

6. PUHL RM, HEUER CA. Obesity stigma: important considerations for public health. *Am J Public Health.* 2010 Jun;100(6):1019-28. doi: 10.2105/AJPH.2009.159491. Epub 2010 Jan 14. PMID: 20075322; PMCID: PMC2866597.

Pirâmides

1.MASLOW, A H. Motivation and personality (3rd ed.). New York. 1987

2. PHILIPPI, S. T. et al . Pirâmide alimentar adaptada: guia para escolha dos alimentos. Rev. Nutr., Campinas , v. 12, n. 1, p. 65-80, Apr. 1999. Disponível em: http://www.scielo.br/scielo.php? script=sci_arttext&pid=S1415-52731999000100006&lng=en&nrm=iso>. access on 08 Feb. 2021. https://doi.org/10.1590/S1415-52731999000100006.

Capítulo 5: Dietas Da Moda

1. BRASIL. MINISTÉRIO DA SAÚDE. Universidade Federal de Minas Gerais. Desmistificando dúvidas sobre alimentação e nutrição. Brasília. 2016

Detox

1. SAUNT, R, WEST, H. Is butter a carb?: Unpicking Fact from Fiction in the World of Nutrition. Little, Brown Book Group.
2. BRASIL. MINISTÉRIO DA SAÚDE. Universidade Federal de Minas Gerais. Desmistificando dúvidas sobre alimentação e nutrição
3. HARRISON, C. ANTI-DIET: reclaim your time, money, well-being, and happiness through intuitive eating. [S.l.], LITTLE BROWN SPARK. (26 Dez 2019)
4. GAIOLLA, P. S. A. A ciência e as dietas detox. Informativo Sociedade Brasileira de Alimentação e Nutrição. Disponível em: <http://www.sban.org.br/por_dentro/informativos/186/a-ciencia-e-as-dietas-detox>. Acesso em: 25 ago. 2015.
5. HODGES, R. E.; MINICH, D. M.. Modulation of Metabolic Detoxification Pathways Using Foods and Food-Derived Components: A Scientific Review with Clinical Application. Journal of Nutrition Metabolism, v. 2015, p. 1-23, 2015.
6. KLEIN, A.V.; KIAT, H. Detox diets for toxin elimination and weight management: a critical review of the evidence. Journal of Human Nutrition Dietetics, v. 28, n.6, p.675-686, 2015.

Low Carb

1. TRIBOLE E, RESCH E. Intuitive eating: A revolutionary anti-diet approach. Fourth Edition. St. Martins Essentials. 2020
2. BRASIL. MINISTÉRIO DA SAÚDE. Universidade Federal de Minas Gerais. Desmistificando dúvidas

sobre alimentação e nutrição. Brasília. 2016.
3. SAUNT, R, WEST, H. Is butter a carb?: Unpicking Fact from Fiction in the World of Nutrition. Little, Brown Book Group.

Existe Vício Em Açúcar?

1. HARRISON, C. ANTI-DIET: reclaim your time, money, well-being, and happiness through intuitive eating. LITTLE BROWN SPARK. 2020

2. WESTWATER ML, FLETCHER PC, ZIAUDEEN H. Sugar addiction: the state of the science. *Eur J Nutr.* 2016 Nov;55(Suppl 2):55-69. doi: 10.1007/s00394-016-1229-6. Epub 2016 Jul 2. PMID: 27372453; PMCID: PMC5174153.

3. STANHOPE KL. Sugar consumption, metabolic disease and obesity: The state of the controversy. *Crit Rev Clin Lab Sci.* 2016;53(1):52-67. doi: 10.3109/10408363.2015.1084990. Epub 2015 Sep 17. PMID: 26376619; PMCID: PMC4822166.

4. SUTIN A, ROBINSON E, DALY M, TERRACCIANO A. Weight discrimination and unhealthy eating-related behaviors. *Appetite.* 2016 Jul 1;102:83-9. doi: 10.1016/j.appet.2016.02.016. Epub 2016 Feb 11. PMID: 26877216; PMCID: PMC4866877.

5. TOMIYAMA AJ, MANN T. If shaming reduced obesity, there would be no fat people. *Hastings Cent Rep.* 2013 May-Jun;43(3):4-5; discussion 9-10. doi: 10.1002/hast.166. PMID: 23650055.

6. SWEET LH, HASSENSTAB JJ, MCCAFFERY JM, RAYNOR HA, BOND DS, DEMOS KE, HALEY AP, COHEN RA, DEL PARIGI A, WING RR. Brain response to food stimulation in obese, normal weight, and successful weight loss maintainers. *Obesity (Silver Spring).* 2012 Nov;20(11):2220-5. doi: 10.1038/oby.2012.125. Epub 2012 May 9. PMID: 22569002; PMCID: PMC3483466.

7. SARDAR MR, GREWAY A, DEANGELIS M, TYKSO EO, LEHMANN S, WOHLSTETTER M, PATEL R. Cardiovascular Impact of Eating Disorders in Adults: A Single Center Experience and Literature Review. *Heart Views.* 2015 Jul-Sep;16(3):88-92.

doi: 10.4103/1995-705X.164463. PMID: 27326349; PMCID: PMC4590190.

8. DIAZ VA, MAINOUS AG 3rd, EVERETT CJ. The association between weight fluctuation and mortality: results from a population-based cohort study. *J Community Health.* 2005 Jun;30(3):153-65. doi: 10.1007/s10900-004-1955-1. PMID: 15847242.

"Não É Uma Dieta, É Estilo De Vida E Bem-Estar"

1. TRIBOLE E., RESCH E. Intuitive eating: A revolutionary anti-diet approach. Fourth Edition. St. Martins Essentials. 2020

Sem Glúten E Sem Lactose

1. MAHADOV S, Green PH. Celiac disease: a challenge for all physicians. *Gastroenterol Hepatol (N Y).* 2011;7(8):554-556.

2. HARRISON, C. "ANTI-DIET: Reclaim Your Time, Money, Well-Being, and Happiness Through Intuitive Eating". Little, Brown, 2019

3. BRASIL. MINISTÉRIO DA SAÚDE. Universidade Federal de Minas Gerais. Desmistificando dúvidas sobre alimentação e nutrição. Brasília. 2016

4. C BOYD ET AL. Psychological features are important predictors of functional gastrointestinal disorders in patients with eating disorders. *Scandinavian Journal of Gastroenterology* 40, no. 8 (2005): 929-35

5. SATHERLEY R, HOWARD R, HIGGS S. Disordered eating practices in gastrointestinal disorders. *Appetite.* 2015 Jan;84:240-50. doi: 10.1016/j.appet.2014.10.006. Epub 2014 Oct 13. PMID: 25312748.

6. KELSO JM. Unproven Diagnostic Tests for Adverse Reactions to Foods. J *Allergy Clin Immunol Pract.* 2018 Mar-Apr;6(2):362-365. doi: 10.1016/j.jaip.2017.08.021. PMID: 29524991.

7. AZIZ I, HADJIVASSIOLOU M, SANDERS DS. Does gluten sensitivity in the absence of coeliac disease exist? *BMJ.* 2012 Nov 30;345:e7907. doi: 10.1136/bmj.e7907. PMID: 23204002.

8. CAPILI, B. et al., "A Clinical Update: Nonceliac Gluten Sensitivity - Is It Really the Gluten?" *Journal for Nurse Practitioners* 10, no. 9 (October 2014): 666-73

9. BIESIEKIERSKI JR, NEWNHAM ED, SHEPHERD SJ, Muir JG, GIBSON PR. Characterization of Adults With a Self-Diagnosis of Nonceliac Gluten Sensitivity. *Nutr Clin Pract.* 2014 Aug;29(4):504-509. doi: 10.1177/0884533614529163. Epub 2014 Apr 16. PMID: 24740495.

10. MALIK TF, PANUGANTI KK. Lactose Intolerance. [Updated 2021 Jan 29]. In: StatPearls [Internet]. Treasure Island (FL): StatPearls Publishing; 2021 Jan-. Available from: https://www.ncbi.nlm.nih.gov/books/NBK532285/

11 . WU, J. H. et al. Are gluten-free foods healthier than non-gluten-free foodsAn evaluation of supermarket products in Australia. *British Journal of Nutrition*, v. 29, p. 1-7, 2015.

Jejum Intermitente

1. HARRIS L, HAMILTON S, AZEVEDO LB, OLAJIDE J, DE BRUN C, WALLER G, WHITTAKER V, SHARP T, LEAN M, HANKEY C, ELLS L. Intermittent fasting interventions for treatment of overweight and obesity in adults: a systematic review and meta-analysis. *JBI Database System Rev Implement Rep.* 2018 Feb;16(2):507-547. doi: 10.11124/

JBISRIR-2016-003248. PMID: 29419624.

2. STICE, N. et al. (2008). Fasting increases risk for onset of binge eating and bulimic pathology: A 5-year prospective study. *J Abnorm Psychol,*117(4), 941-946. doi:10.1037/a0013644

3. TRIBILE E., RESCH E. Intuitive eating: A revolutionary anti-diet approach. Fourth Edition. St. Martins Essentials.2020

4. BUSTLE. Research Shows Intermittent Fasting Has Some Health Benefits — But Experts Say The Risks Aren't Worth It. Disponível em: https://www.bustle.com/p/intermittent-fasting-can-be-dangerous-according-to-experts-18700817. Acesso em 28 de Fevereiro de 2021

Veganismo E Vegetarianismo

1. AMERICAN DIETETIC ASSOCIATION (ADA). Position of the American Dietetic Association: Vegetarian Diets. Journal of the American Diet Association, v. 109, p. 1266-1282, 2009.
2. TEIXEIRA, R. C. M. A.; MOLINA, M. C. B.; ZANDONADE, E.; et al. Risco cardiovascular em vegetarianos e onívoros: um estudo comparativo. Arquivos Brasileiros de Cardiologia, v. 89, n.4, p. 237-244, 2007.
3. BRASIL. Ministério da Saúde. Secretaria de Atenção à Saúde. Departamento de Atenção Básica. Guia alimentar para a população brasileira. 2. ed. Brasília, 2014. 156 p.
4. COUCEIRO, P.; SLYWITCH, E.; LENZ, F. Padrão alimentar da dieta vegetariana. Einstein, v. 6, n. 3, p. 365-373, 2008.

5. SAUNT, R, WEST, H. Is butter a carb?: Unpicking Fact from Fiction in the World of Nutrition. Little, Brown Book Group.

O Ativismo Sobre "Comida De Verdade"

1. HARRISON, C. ANTI-DIET: reclaim your time, money, well-being, and happiness through intuitive eating. [S.l.], LITTLE BROWN SPARK. (26 Dez 2019)
2. TOMIYAMA AJ . Weight stigma is stressful. A review of evidence for the Cyclic Obesity/Weight-Based Stigma model. *Appetite* 2014; 82C: 8–15.
3. TOMIYAMA AJ, CARR D, GRANBERG EM, MAJOR B, ROBINSON E, SUTIN AR, BREWIS A. How and why weight stigma drives the obesity 'epidemic' and harms health. *BMC Med.* 2018 Aug 15;16(1):123. doi: 10.1186/s12916-018-1116-5. PMID: 30107800; PMCID: PMC6092785.
4. BECKER CB, MIDDLEMASS K, TAYLOR B, JOHNSON C, GOMEZ F. Food insecurity and eating disorder pathology. *Int J Eat Disord.* 2017;50:1031–40 This was the first study to assess the full spectrum of ED pathology in a low-income population with food insecurity.
5. HAZZARD VM, LOTH KA, HOOPER L, BECKER CB. Food Insecurity and Eating Disorders: a Review of Emerging Evidence. *Curr Psychiatry Rep.* 2020 Oct 30;22(12):74. doi: 10.1007/s11920-020-01200-0. PMID: 33125614; PMCID: PMC7596309.

Capítulo 6: Evidências Científicas De Qualidade

1. SAUNT, R, WEST, H. Is butter a carb?: Unpicking Fact from Fiction in the World of Nutrition. Little, Brown Book Group. 2019
2. THOMAS, L . Just eat it: How Intuitive Eating can help

you get your shit together around food. Bluebird; Main Market edition. 2019.

3. Schell LM, Gallo MV, Cook K. What's NOT to eat--food adulteration in the context of human biology. Am J Hum Biol. 2012;24(2):139-148. doi:10.1002/ajhb.22202

4. NESTLE, M. Uma verdade indigesta. Como a indústria alimentícia manipula a ciência do que comemos. Editora Elefante. 2018.

5. Níveis de Evidência Científica segundo a Classificação de Oxford Centre for Evidence-Based Medicine. Disponível em: http://portalarquivos.saude.gov.br/images/pdf/2014/janeiro/28/tabela-nivel-evidencia.pdf >. Acesso em 04 de março de 2021.

Efeito Dunning-Kruger

1.KRUGER J, DUNNING D. Unskilled and unaware of it: how difficulties in recognizing one's own incompetence lead to inflated self-assessments. *J Pers Soc Psychol.* 1999 Dec;77(6):1121-34. doi: 10.1037//0022-3514.77.6.1121. PMID: 10626367.

2. SAUNT, R, WEST, H. Is butter a carb?: Unpicking Fact from Fiction in the World of Nutrition. Little, Brown Book Group. 2019

3. THOMAS L . Just eat it: How Intuitive Eating can help you get your shit together around food. Bluebird; Main Market edition. 2019

Capítulo 7: As Redes Sociais

1. APARICIO-MARTINEZ P, PEREA-MORENO AJ, MARTINEZ-JIMENEZ MP, REDEL-MACIAS MD, PAGLIARI C, VAQUERO-ABELLAN M. Social Media, Thin-Ideal, Body Dissatisfaction and Disordered Eating Attitudes: An Exploratory Analysis. *Int J*

Environ Res Public Health. 2019;16(21):4177. Published 2019 Oct 29. doi:10.3390/ijerph16214177

2. UCHOA FNM, UCHOA NM, DANIELE TMDC, et al. Influence of the Mass Media and Body Dissatisfaction on the Risk in Adolescents of Developing Eating Disorders. *Int J Environ Res Public Health.* 2019;16(9):1508. Published 2019 Apr 29. doi:10.3390/ijerph16091508

3. NAUMANN E, TUSCHEN-CAFFIER B, VODERHOLZER U, SCHAFER J, SVALDI J. Effects of emotional acceptance and rumination on media-induced body dissatisfaction in anorexia and bulimia nervosa. *J Psychiatr Res.* 2016;82:119-125. doi:10.1016/j.jpsychires.2016.07.021

4. SHUFELT CL, TORBATI T, DUTRA E. Hypothalamic Amenorrhea and the Long-Term Health Consequences. *Semin Reprod Med.* 2017;35(3):256-262. doi:10.1055/s-0037-1603581

5. ORIO F, MUSCOGIURI G, ASCIONE A, MARCIANO F, VOLPE A, LA SALA G, SAVASTANO S, COLAO A, PALOMBA S. Effects of physical exercise on the female reproductive system. *Minerva Endocrinol.* 2013 Sep;38(3):305-19. PMID: 24126551.

Capítulo 8: Recuperando A Autonomia Alimentar

1. FREDERICKSON B. L., ROBERTS T. A. (1997). Objectification theory: Toward understanding women's lived experiences and mental health risks. *Psychology of women quarterly*, 21(2), 173-206.

2. THOMAS, L . Just eat it: How Intuitive Eating can help you get your shit together around food. Bluebird; Main Market edition. 2019

3. ENELI IU, CRUM PA, TYLKA TL. The trust model: a different feeding paradigm for managing childhood obesity. *Obesity (Silver Spring).* 2008 Oct;16(10):2197-204. doi: 10.1038/oby.2008.378.

PMID: 18854816.

4. JOHNSON SL. Improving Preschoolers' self-regulation of energy intake. *Pediatrics. 2000* Dec;106(6):1429-35. doi: 10.1542/peds.106.6.1429. PMID: 11099599.

5. KRAL TV, STUNKARD AJ, BERKOWITZ RI et al. Daily food intake in relation to dietary energy density in the free-living environment: a prospective analysis of children born at different risk of obesity. *Am J Clin Nutr* 2007;86:41–47.

6. FOX MK, DEVANEY B, Reidy K, RAZAFINKDRAKOTO C, Ziegler P. Relationship between portion size and energy intake among infants and toddlers: evidence of self-regulation. *J Am Diet Assoc 2006*;106(1 Suppl 1):S77–S83.

7. BIRCH LL, MC PHEE L, SHOBA BC, STEINBERG L, KREHBIEL R. Clean up your plate: effects of child feeding practices on the conditioning of meal size. *Learn Motiv* 1987;18:301–317.

8. ELLO-MARTIN JA, Ledikwe JH, Rolls BJ. The influence of food portion size and energy density on energy intake: implications for weight management. *Am J Clin Nutr* 2005;82(Suppl1):S236–S241.

9. JONHNSON SL, McPhee L, Birch LL. Conditioned preferences: young children prefer flavors associated with high dietary fat. *Physiol Behav* 1991;50:1245–1251.

10. ORLET FISHER J, Rolls BJ, Birch LL. Children's bite size and intake of an entree are greater with large portions than with age-appropriate or self-selected portions. *Am J Clin Nutr* 2003;77:1164–1170.

11. ROLLS BJ, ENGELL D, BIRCH LL. Serving portion size influences 5-year-old but not 3-year-old children's food intakes. *J Am Diet Assoc* 2000;100:232–234.

Comer Intuitivo (*Intuitive Eating*)

1. TRIBOLE E, RESCH E. Intuitive eating: A revolutionary anti-diet approach. Fourth Edition. St. Martins Essentials. 2020

2. TRIBOLE E, RESCH E. The Intuitive eating workbook. Oakland, CA: New Harbinger Publications, Inc. 2017

3. TYLKA TL, CALOGERO RM, DABIELSDOTTIR S. Is intuitive eating the same as flexible dietary control? Their links to each other and well-being could provide an answer. *Appetite*. 2015 Dec;95:166-75. doi: 10.1016/j.appet.2015.07.004. Epub 2015 Jul 8. PMID: 26162949.

4. BROADWELL M. "Teaching for learning (XVI)". wordsfitlyspoken.org. The Gospel Guardian. Retrieved 11 May 2018. 1969

5. CURTISS, P.; WARREN, P. The dynamics of life skills coaching. Life skills series. Prince Albert, Saskatchewan: Training Research and Development Station, Dept. of Manpower and Immigration. p. 89. OCLC 4489629. 1973.

6. ADAMS, L. "Learning a new skill is easier said than done". gordontraining.com. *Gordon Training International*. Retrieved 21 May 2011.

<u>Comer com Atenção Plena (*Mindful Eating*)</u>

1. KRISTELLER JL, WOLVER RQ. Mindfulness-based eating awareness training for treating binge eating disorder: the conceptual foundation. *Eat Disord*. 2011 Jan-Feb;19(1):49-61. doi: 10.1080/10640266.2011.533605. PMID: 21181579.

2. KATTERMAN SN, KLEINMAN BM, HOOD MM, NACKERS LM, CORSICA JA. Mindfulness meditation as an intervention for binge eating, emotional eating, and weight loss: a systematic review. *Eat Behav*. 2014 Apr;15(2):197-204. doi: 10.1016/

j.eatbeh.2014.01.005. Epub 2014 Feb 1. PMID: 24854804.

3. THOMAS, L . Just eat it: How Intuitive Eating can help you get your shit together around food. Bluebird; Main Market edition. 2019